Beweglichkeit

Stabilität

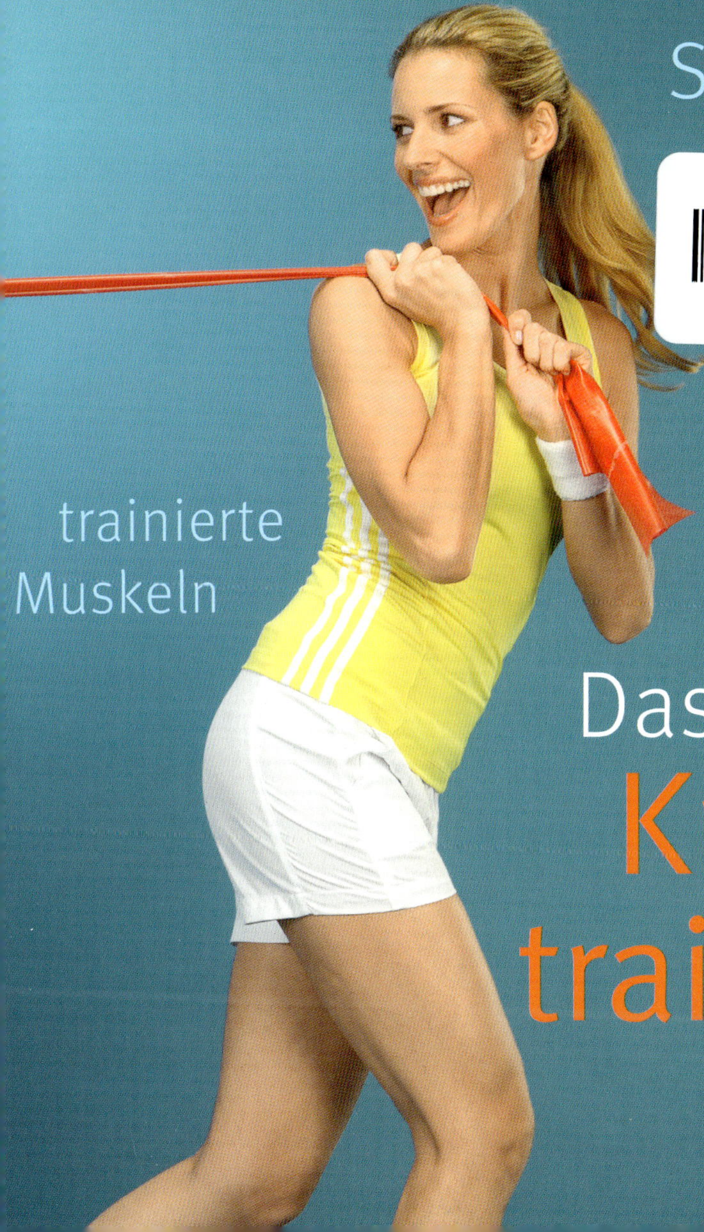

trainierte Muskeln

Das neue Knie-training

Unterschätztes Kniegelenk

Knietraining von Kopf bis Fuß

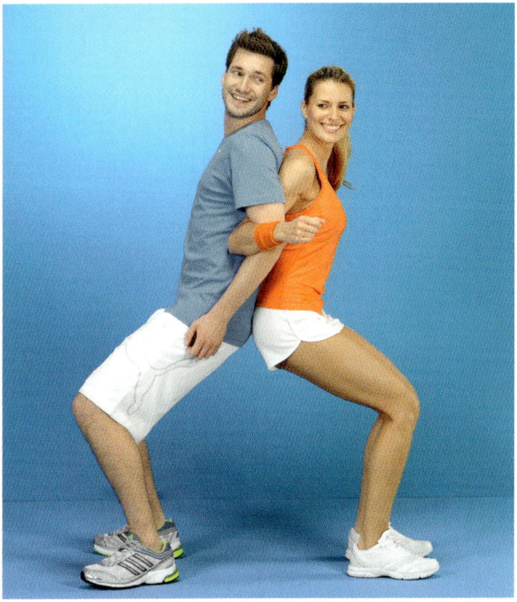

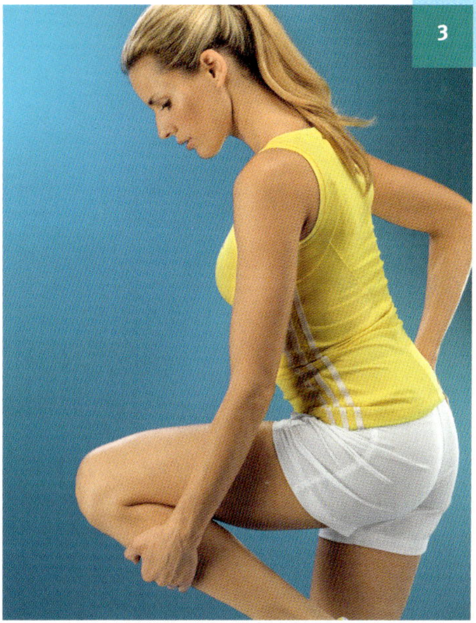

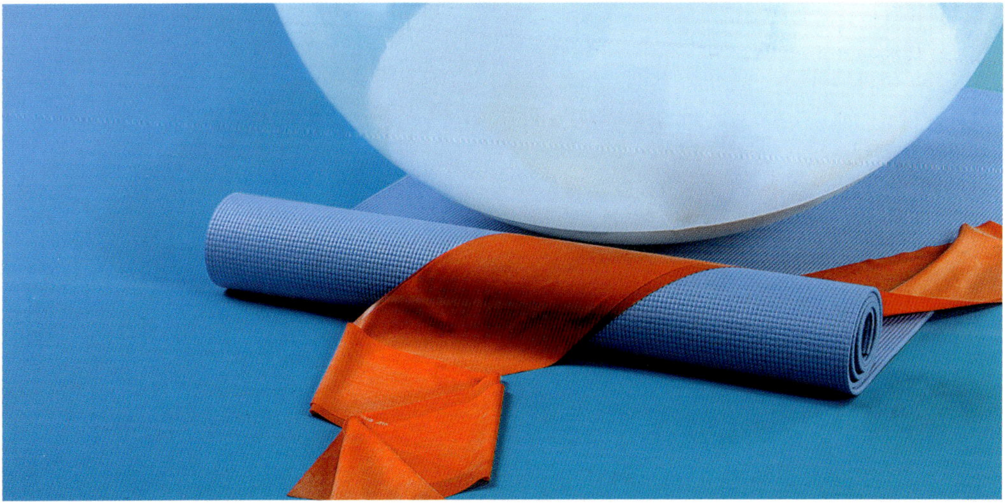

Unterschätztes Kniegelenk

Welches Gelenk im menschlichen Körper ist am größten und am kompliziertesten aufgebaut? An welchem Gelenk lassen sich am häufigsten Verschleißerscheinungen (Arthrose) beobachten? Welches unserer Gelenke muss am häufigsten behandelt werden? Richtig, es ist das Kniegelenk.

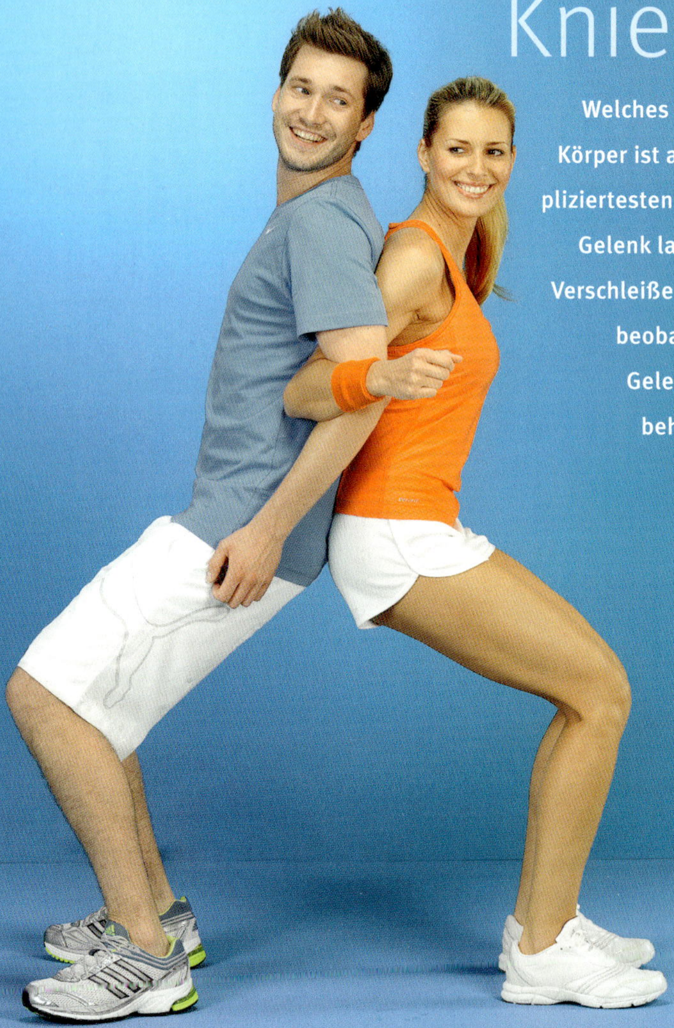

WIE DAS KNIEGELENK FUNKTIONIERT

Bis zu zehn Millionen Menschen in Deutschland leiden an Beschwerden des Kniegelenks, ca. drei Millionen haben eine Kniegelenksarthrose. Ungefähr 175.000 künstliche Kniegelenke werden pro Jahr in Deutschland eingesetzt. Frauen sind laut Statistik deutlich häufiger von der Kniegelenksarthrose betroffen als Männer, wobei unklar ist, warum das so ist. Entgegen der Meinung vieler entsteht der Gelenkverschleiß nicht erst im Alter, auch Jüngere ab 20 Jahren können bereits daran leiden. Im Alter von 30 Jahren sind schon bei 50 Prozent Aufbraucherscheinungen des Kniegelenks festzustellen. Selbst bei Jugendlichen ohne Verschleißerscheinungen ist das Kniegelenk eine häufige Quelle von Beschwerden. Vielleicht ist es deswegen an der Zeit, sich mit diesem wichtigen Gelenk zu beschäftigen und Energie in ein Training zu investieren. Wie ist das Knie aufgebaut, wie funktioniert es? Gerade in jungen Jahren kann man die Grundlagen für gesunde und stabile Gelenke legen. Damit unser Kniegelenk uns auch weiterhin durch das Leben trägt und bewegt, und wir durch einen jungen, dynamischen Gang immer noch frisch und jugendlich wirken.

KNIEGELENKE HOCH BELASTET!

Es gibt kaum eine Bewegung, an der die Kniegelenke nicht beteiligt sind, selbst im **Sitzen und Liegen**. Doch welchen Belastungen sind die Kniegelenke beim Gehen und Stehen ausgesetzt?
Beim normalen Gehen kann die Gewichtsbelastung je nach Gangart auf einem Kniegelenk das **Vier- bis Sechsfache des Körpergewichts** betragen. Beim Treppensteigen erhöht sich die Belastung auf das Sechs- bis Achtfache.

Gehen und Stehen – das Kniegelenk macht's möglich

Unser Kniegelenk wirkt hauptsächlich wie ein Scharnier: Es beugt und streckt. In den Beugestellungen kann es aber auch leicht drehen, es ist also ein Dreh-Scharnier-Gelenk mit vielfältigen, komplizierten Bewegungsmöglichkeiten. Bei Beugung und Streckung gibt es keine feste Bewegungsachse, der Oberschenkel rollt und gleitet auf dem Unterschenkel, unterstützt von Bändern, Menisken (Faserknorpelscheiben) und Muskeln. Selbst bei einer kleinen Bewegung sind viele verschiedene Gewebestrukturen (Knochen, Knorpel, Kreuz- und Seitenbänder, Kapsel, Sehnen, Muskeln) gleichermaßen beteiligt. Aus den komplizierten Bewegungsabläufen resultiert die relativ hohe Verletzungsanfälligkeit.
Für unsere Urahnen war die Fortbewegung zu Fuß überlebenswichtig. Um als Jäger und

Sammler an Nahrung zu kommen, mussten weite Strecken zurückgelegt werden. Das Gehen ist somit für den Menschen besonders energiesparend ausgelegt. Das Muskelspiel ist perfekt koordiniert und der Verbrauch an Sauerstoff, dem Energiespender, besonders gering. Rennen wir, steigt unser Energieverbrauch auf das Doppelte bis Dreifache an. Das schnelle Laufen halten wir somit nur kurzfristig durch.

Der aufrechte Gang

Bereits vor 3,6 Millionen Jahren existierte wohl bei unseren Vorfahren der aufrechte Gang, der nach und nach perfektioniert wurde. Der »Homo erectus« – der »aufrechte Mensch« – tauchte vor 1,9 Millionen Jahren auf. Sein Kennzeichen waren das größere Gehirn und die Fähigkeit zur Herstellung von komplexen Werkzeugen. Unter vielen Faktoren, die unsere Gehirnentwicklung geprägt haben, gilt der aufrechte Gang als der Auslöser für die Intelligenzentwicklung. Dadurch musste nämlich eine perfekte Muskelkoordination und Balance geschaffen werden, wodurch sich die Zahl der Nervenzellen deutlich erhöhte. Außerdem wurden die Hände, die keine Abstützfunktion mehr einnehmen mussten, frei und konnten in ein hochdifferenziertes Werkzeug umgewandelt werden. Die Gehirnentwicklung folgte den wachsenden motorischen Aufgabenstellungen.

WIE GEHT'S?

Die überragende Bedeutung der Fortbewegung wird auch in unserer Sprache deutlich. Die Frage nach dem allgemeinen Wohlbefinden wird mit dem **Zustand des Gehens** verknüpft. Wenn Sie irgendeine Aufgabe zu Ihrer Zufriedenheit gelöst haben, berichten Sie davon mit den Worten: **»Es ging ganz gut.«** Der Begriff des Gehens nimmt einen zentralen Platz in der Beschreibung unseres Allgemeinzustands ein.

Ohne Gehen kein Reden

Auch die Sprache hat sich aus Regionen des Gehirns gebildet, die für die Bewegung zuständig sind. Gehen und Reden sind ganz eng miteinander verwandt, wie eine internationale Forschergruppe um den Wissenschaftler Henrik Mouritsen, Universität Oldenburg, im Jahr 2008 zeigen konnte.
Alle höheren Gehirnfunktionen haben sich aus alten Bewegungsprogrammen entwickelt. Der aufrechte Gang mit seinen komplizierten Steuermechanismen zur Wahrung des Gleichgewichtes war die entscheidende Voraussetzung für die »Menschwerdung«.

Die Laufleistung der Urmenschen ...

Zur Nahrungssuche hat der Urmensch täglich schätzungsweise 20 bis 50 Kilometer zurückgelegt und war bis zu zehn Stunden unterwegs. Aus diesem Grund ist unser Körpersystem hervorragend für diese Art von Ausdauerleistung ausgelegt, und zwar auch heute noch!

Fatal wird es, wenn wir unseren Körper nicht mehr ausreichend trainieren. Unterforderung lässt ebenso wie Überforderung die Gewebestrukturen krank werden.

... und wie viel wir heute laufen

Das Bundesministerium für Gesundheit (Infobüro für Prävention) hat 2010 eine Statistik zum Sitzen veröffentlicht. Demnach sitzt ein Mann bei uns durchschnittlich 7,1 Stunden, eine Frau 6,7 Stunden. Denkt man an Büroarbeiter, die mindestens 7 Stunden sitzen, und zählt noch die Essenszeiten und Freizeitaktivitäten im Sitzen (wie Fernsehen und Kneipe) hinzu, kommt man auf über 10 Stunden! Die ruhenden Tätigkeiten überwiegen bei Weitem unsere Bewegungsaktivitäten. Um uns zu schonen, nutzen wir so oft wie möglich Fahrstühle, Rolltreppen, öffentliche Verkehrsmittel, Autos usw. Die tatsächliche durchschnittliche Laufleistung beträgt, natürlich abhängig vom Beruf, ca. zwei Kilometer pro Tag.

Gehen und Fühlen

Gehen ist für die meisten Menschen so selbstverständlich, dass sie sich kaum Gedanken darüber machen. Dabei ist das Gangbild so individuell wie ein Fingerabdruck. Jeder kann an seinem Gangbild identifiziert werden.

Das Gangbild verrät Ihr Alter

Einen langsamen, hinkenden Gang nehmen wir mit zunehmender Gebrechlichkeit im Alter an. Je schlechter dabei die Gelenke sind, desto schleichender wird der Gang.

Was aber sagt das Gangbild über unsere Vitalität aus? Jede Menge! Ein dynamisches, agiles Gehen auch im fortgeschrittenen Alter wird ganz unbewusst mit Kraft und Jugendlichkeit in Verbindung gebracht.

Aber unser Gangbild drückt auch überaus deutlich unser emotionales Befinden aus. Gangmuster, Geschwindigkeit und der Druck des Körpers in den Boden verändern sich, wenn es uns nicht gut geht.

Zudem wird unser Persönlichkeitseindruck wesentlich, das heißt zu über 50 Prozent von der Motorik, also der Körpersprache bestimmt. Die Stimme hat immerhin noch einen Anteil von 38 Prozent, der Inhalt des gesprochenen Worts trägt nur 7 Prozent dazu bei.

Gehen ist Therapie

Da das Gehen unseren emotionalen Status repräsentiert, ist es natürlich auch möglich, über die Fortbewegung unseren psychoemotionalen Zustand zu verändern. Die moderne Medizin kennt dieses Prinzip zwar, wendet es aber noch viel zu wenig an. Wenn es Ihnen also mal nicht so gut gehen (!) sollte, gehen oder laufen Sie für 30 Minuten. Sie haben dadurch einen direkten positiven Einfluss auf Ihr emotionales System. Gehen Sie flott und mit Nachdruck, setzen Sie die Füße fest auf dem Boden auf und finden Sie einen gleichmäßigen Rhythmus. Nach ein paar Minuten spüren Sie Frische, positive Energie und ein Öffnen des Geistes. Natürlich verschwinden Ihre Probleme nicht, aber Ihre Haltung (die körperliche wie die geistige), Stimmung und Energie werden sich positiv ändern.

WIE DAS KNIEGELENK AUFGEBAUT IST

Eigentlich besteht das Kniegelenk nur aus wenigen Strukturen. Doch das Zusammenspiel dieser wenigen Strukturen ist, wie so vieles in unserem Körper, faszinierend.

Genial einfach und doch kompliziert

Vier Knochen formen das Kniegelenk: kopfwärts der kräftige Oberschenkelknochen (Femur), fußwärts Schien- (Tibia) und Wadenbein (Fibula), die zusätzlich durch eine kräftige Sehnenplatte fest, aber doch elastisch miteinander verbunden sind, und die Kniescheibe. Schien- und Wadenbein bilden am Kniegelenk ein eigenes kleines Gelenk.

Die Kniescheibe

Sie ist der kleinste Knochen im Gelenk und ohne sie wäre das Laufen gar nicht möglich. Zudem ist sie das größte Sesambein in unserem Körper, das heißt ein Knochen, eingebettet in eine Sehne, wo diese ein Gelenk überzieht. Dadurch verstärkt sie die Hebelwirkung der Sehne. Die Kniescheibe ist mit einer dicken Knorpelschicht überzogen, um die gewaltigen Kräfte des Kniestreckermuskels (Quadrizeps) wie ein Flaschenzug ableiten zu können. Beim normalen Gehen beträgt der Anpressdruck der Kniescheibe auf den Oberschenkelknochen ungefähr die Hälfte des Körpergewichts, bei einem Sprung nach unten kann er auf über das 20fache des Körpergewichts ansteigen! Die Kniescheibe wandert je nach Beugegrad des Kniegelenks um fünf bis zehn Zentimeter auf dem Oberschenkelknochen auf und ab.

Die Gelenkräume

Unser eigentliches Kniegelenk, das von einer Schleimhaut umkapselt wird, besteht aus zwei Räumen, die aber miteinander in Verbindung stehen. Der eine Gelenkraum, das Kniescheibengelenk, liegt zwischen der Kniescheibe und dem Oberschenkelknochen, der eine furchenförmige Vertiefung zum Gleiten der Kniescheibe aufweist. Der zweite und größere Gelenkraum ist das Kniekehlengelenk zwischen Oberschenkelknochen und Schienbein mit einer großen Aussackung in die Kniekehle hinein, damit genügend Raum für die Beugung und Streckung des Gelenks zur Verfügung steht. Dieser große Gelenkraum hat einen nach innen (medial) und einen nach außen (lateral) gerichteten Anteil, in dem Innen- und Außenmeniskus liegen.

Menisken und Bänder

Jeder, der irgendwann einmal Fußball geschaut hat, kennt die Namen dieser Strukturen aus den Verletzungsmustern der Sportler. Trotz der kräftigen Oberschenkelmuskulatur der Fußballer kommt es aufgrund der ungeheuren Kräfte, der Fehlbelastungen und Fouls zu häufigen Verletzungen. Aber nicht nur Profisportler benötigen eine gut ausgebildete

Kniegelenksmuskulatur, auch Hobbysportler, klassische Nichtsportler und Arthrosepatienten müssen Kraftspitzen, die beim Treppensteigen, Hinsetzen, Aufstehen, Stolpern ganz natürlich auftreten, abfangen können.
Ist die Muskulatur schlecht, sind eine Menge Strukturen gefährdet:

Berühmt-berüchtigte Menisken: Die beiden Menisken (Innen- und Außenmeniskus) sind Faserknorpelscheiben zwischen Oberschenkelrolle und Schienbein, die eine große Bewegungsvielfalt zulassen. Der Innenmeniskus ist mit dem Innenband verwachsen und dadurch verletzungsanfälliger als der Außenmeniskus. Das Knorpelgewebe der Menisken ist im Erwachsenenalter nicht mehr durchblutet. Einmal eingerissen, findet keine Ausheilung mehr statt. Die oft vorgenommene Kniegelenksspiegelung (Arthroskopie) zur Entfernung von Meniskusteilen ist zwar ein sehr routiniertes und sicheres Verfahren, doch jeder Teilverlust des Meniskus bedeutet eine Eintrittspforte für den Gelenkverschleiß. Vor jeder Operation sollte sorgfältig abgewogen werden, ob diese auch wirklich notwendig ist.

Innen- und Außenband: Die beiden Seitenbänder dienen der seitlichen Stabilisierung des Knies. Es sind verstärkte Bänder innerhalb der Kniegelenkskapsel, dadurch ist bei Rupturen (Bänderrissen) eine gute Heilungschance durch eine spezielle Ruhigstellung auch ohne Operation gegeben. Sind jedoch gleichzeitig noch weitere Strukturen (Kreuzband, Meniskus) von einer Verletzung betroffen, verlangt das komplizierte Zusammenspiel nach einer neuen Therapiestrategie durch einen Spezialisten.

Vorderes und hinteres Kreuzband: Sie stabilisieren das Knie entsprechend der Namensgebung nach vorn und hinten. Der Name Kreuzband kommt vom kreuzförmigen Verlauf dieser Bänder.

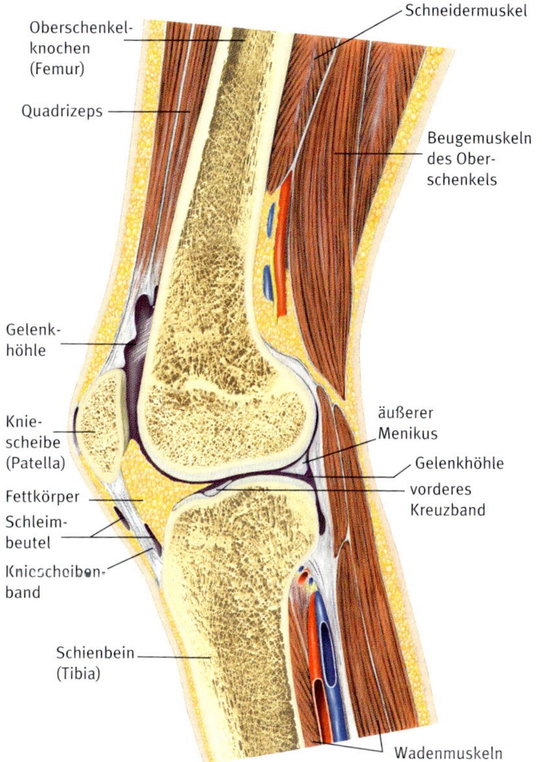

Längsschnitt durch den Oberschenkel, das Kniegelenk und den Unterschenkel.

Ein Kreuzbandriss gehört zu den bekanntesten Verletzungen bei Fußballern. Besonders gefährdet sind Spitzensportler und schlecht trainierte Hobbysportler. Ein Riss des Kreuzbands macht für einen motivierten Sportler immer eine Operation notwendig. Nur so lässt sich die Stabilisierung des Kniegelenks sicherstellen. Bei allen anderen Personen muss man abwägen. Aufgrund eines ausgeprägten Stabilisierungsverlustes ist aber immer ein intensives Kniemuskeltraining erforderlich – lebenslang!

Der Knorpel

Die verletzungsanfälligste Struktur im Kniegelenk ist allerdings der Knorpel, und das ist den meisten weniger bekannt. Die Knochenoberfläche ist als Puffer und zur Minimierung der Reibung mit einer drei bis fünf Millimeter dicken Schicht aus Knorpel überzogen. Der Knorpel ist ein ganz spezielles, gefäßloses und wasserreiches Gewebe, das eine hohe Elastizität und gleichzeitig hohe Stabilität hat. Das Knorpelgewebe kann Stöße beim Laufen und Springen sehr gut abfangen, dämpfen und verteilen. Die Knorpeloberfläche ist spiegelglatt, sodass nur wenig Reibung entsteht.

Die Gelenkkapsel

Das Kniegelenk wird von einer Gelenkkapsel umgeben. Dieser festen Bindegewebshaut kommt die wichtige Funktion der Produktion von Gelenkflüssigkeit zu. Für eine optimale Schmierung des Gelenks sind nur wenige Milliliter Gelenkflüssigkeit (Synovia) notwendig, die wie ein gutes Öl einen Schmierfilm zwischen den Gelenkpartnern bilden. Die Gelenkflüssigkeit wird vom Körper täglich neu gebildet und steht in Verbindung mit dem Blutstrom. So kann das Immunsystem bei Entzündungen des Kniegelenks schnell aktiv werden und Abwehrzellen in das Gelenk transportieren.

Bei Entzündungszuständen schwillt das Kniegelenk dick an, es bildet sich »Wasser« im Gelenk, bestehend aus Gelenkflüssigkeit und Blutflüssigkeit (Reizerguss). Durch diese Anschwellung lässt sich das Kniegelenk nicht gut beugen und strecken. Über den Blutanschluss finden jedoch auch andere Erreger den Weg in das Gelenk und können Entzündungen auslösen. Eine Verdickung der Gelenkhaut mit ständig vermehrter Flüssigkeitsproduktion kommt bei rheumatischen Erkrankungen vor. Die Gelenkhaut muss dann nicht selten operativ entfernt werden.

Die Gelenkkapsel kann bei Verletzungen einreißen. Das passiert besonders häufig als Begleitverletzung bei Rissen (Rupturen) des Innen- oder Außenbands.

Die Muskeln und Sehnen

Die Beweglichkeit des Kniegelenks wird durch Muskeln und Sehnen ermöglicht, die für die sichere und feste Führung, für Gang und Stand verantwortlich sind. Feine Stellkörperchen im Gelenk geben zu jeder Zeit Rückmeldung über die Position des Kniegelenks an das Nervensystem. Stellungskorrekturen erfolgen auf Basis der Rückmeldungen sozusagen in Echtzeit ohne Verzögerung. Wichtige Muskeln sind (siehe Illu Seite 9):

Der Kniestreckermuskel (Quadrizeps): Er ist der mächtigste und stärkste Muskel des Körpers und stabilisiert das Kniegelenk auf der Vorderseite und streckt es. Er muss den Körper gegen die Schwerkraft aufrichten, eine gewaltige Aufgabe, die viel Muskelkraft erfordert. Er besitzt vier Anteile, die neben der Kniestreckung auch die seitliche Führung des Kniegelenks gewährleisten. Die vier Muskelbäuche bilden gemeinsam eine der stärksten Sehnenstrukturen des Körpers, die Kniescheibensehne (Patellarsehne), die über die Kniescheibe zum Ansatz am Schienbeinkopf führt. Besonderes Augenmerk verdient der innere Anteil des Kniestreckermuskels. Dieser ist für ein reibungsloses Gleiten der Kniescheibe in der hierfür vorgesehenen Vertiefung des Oberschenkelknochens von größter Wichtigkeit. Ist dieser Muskel geschwächt, läuft die Kniescheibe in der Oberschenkelfurche unrund, was rasch zu Schmerzen hinter der Kniescheibe führen kann. Treppensteigen wird dann zur Qual. Die Hockstellung kann nicht mehr eingenommen werden.

Die Beugemuskulatur (Ischiocruralmuskulatur): Sie befindet sich auf der Rückseite des Knies und besteht im Wesentlichen aus vier Muskeln einschließlich des Bein-Bizeps-Muskels mit seinen zwei Muskelbäuchen. Daneben gibt es noch kleinere Hilfsmuskeln für die komplizierte Binnensteuerung des Kniegelenks.

Schenkelanzieher-Muskeln (Adduktoren): Sie bestehen aus fünf Muskelgruppen und werden zur Hüftmuskulatur gerechnet. Nur einer der Adduktoren zieht direkt zum Kniegelenk. Die Adduktoren sind nicht nur für die Bewegung des Beins zuständig, sondern auch für die Ausbalancierung des Beckens und der Beinachse wichtig. Bei Sportlern sind die Adduktoren oft verkürzt und verletzungsanfällig.

Schleimbeutel

Um das Kniegelenk herum sind sieben Schleimbeutel angesiedelt, welche die großen auf das Kniegelenk wirkenden Muskelkräfte wie ein Polster verteilen und umlenken. Am bekanntesten ist der Schleimbeutel zwischen Kniescheibe und Oberschenkelstreckersehne (Bursa praepatellaris), der bei Verletzungen oder Belastungen (kniende Tätigkeit) verletzt oder gereizt (Bursitis = Entzündung des Schleimbeutels) werden kann.

Eindrucksvolle Feinregulierung

Das sichere Zusammenspiel von Beuge- und Streckmuskulatur (Koordinationsfähigkeit) ist für die Funktionstüchtigkeit des Kniegelenks von enormer Bedeutung. Da sie wie Gegenspieler funktionieren, wird die Beugemuskulatur automatisch blockiert, wenn die Streckmuskulatur angespannt wird, und umgekehrt. Dieses Zusammenspiel der Muskulatur nehmen wir als selbstverständlich hin, es ist aber das Ergebnis einer eindrucksvollen Feinregulation. Dass die Geh- und Stehfähigkeit verloren geht, wenn das Zusammenspiel nicht richtig funktioniert, zeigt sich zum Beispiel bei spastischen Lähmungen. Aber selbst bei kleinen Störungen der Feinregulation kann es zu bedeutenden Ungleichgewichten des Muskelzusammenspiels kommen, die dann zu Verletzungen führen können.

WAS DAS KNIEGELENK KRANK MACHT

Angesichts der hohen Verletzungsanfälligkeit haben einige Wissenschaftler vor Jahren das Kniegelenk des Menschen als »Notlösung« bezeichnet. Schaut man sich Oberschenkelknochen und Unterschenkelknochen genauer an, stellt man fest, dass sie eigentlich nicht zueinander passen. Deswegen scheint eine Vielzahl von anderen Strukturen notwendig zu sein, um das Ganze »passend« zu machen. Inzwischen ist man schlauer. Man weiß heute, dass das Kniegelenk extrem kompliziert, aber auch extrem wirkungsvoll konstruiert ist.

Alle Strukturen sind perfekt aufeinander abgestimmt. Gerade weil unser Körper so konstruiert ist, verfügen wir über unendliche Bewegungsmöglichkeiten. Man denke nur an verschiedene Sportarten und Tanzformen, die der Mensch elegant und schier unerschöpflich variantenreich ausüben kann.
Trotzdem hat sich die Gewichtsbelastung beim Übergang vom Vier- zum Zweibeiner vervielfacht. Das gesamte Körpergewicht lastet auf einer Knorpelschicht von acht bis zehn Quadratzentimetern. Dadurch wurde das Kniege-

WIR WERDEN IMMER ÄLTER

Über die Jahrhunderte, insbesondere in den letzten 100 Jahren, hat sich **die Lebenserwartung** der Menschen deutlich erhöht. In Deutschland wird ein Mann nach neuesten Zahlen durchschnittlich 77 Jahre, eine Frau 82 Jahre alt. Unsere Gewebe allerdings haben mit dieser rasanten Entwicklung nicht mitgehalten, sie unterliegen einem natürlichen Verschleißprozess, der bereits in einem Alter ab ca. 30 Jahren einsetzt. **Unsere Gewebe altern** dabei unterschiedlich schnell. Besonders der schlecht durchblutete Knorpel der Gelenke ist einem natürlichen Alterungsprozess ausgesetzt. Die Arthrose der Gelenke (Seite 23) ist der häufigste Grund für **Schmerzen bei Menschen über 50 Jahren.** Aufgrund **der aufrechten Haltung** mit Einwirkung der Schwerkraft sind gerade die unteren Extremitäten (Hüft- und Kniegelenke) dem Verschleiß ausgesetzt. Noch hat es die Natur nicht geschafft, uns entsprechend unserer längeren Lebenserwartung mit einem widerstandsfähigeren Knorpelsystem auszustatten.

Degenerative Veränderungen verschiedener Gelenke bei 30- bis 39-Jährigen:

Kniegelenk	ca. 50 Prozent
Großzehengrundgelenk	ca. 35 Prozent
Ellbogengelenk	ca. 20 Prozent
Hüftgelenk	ca. 10 Prozent
Schultergelenk	ca. 5 Prozent

lenk anfällig für Überbelastungen. Es ist weder für Unter- noch für Überbelastung ausgelegt, sondern funktioniert bestens in einem optimalen Belastungskorridor. Doch eines hat die Natur nicht berücksichtigen können: Unser Bewegungsverhalten hat sich drastisch verändert.

»Schwachstelle« Knorpel

Viele Gewebe sind in der Lage, sich selbst zu regenerieren. Am deutlichsten ist dies an der Haut, an der Muskulatur und an den Knochen zu spüren. Verletzen wir uns, braucht der Körper einige Tage oder Wochen, um den Reparaturmechanismus in Gang zu setzen. Nach der Ausheilung ist alles vergessen. Leider ist unser Knorpelgewebe nicht in der Lage, sich selbst zu reparieren. Es weist keine ernährenden Blutgefäße auf, sondern wird über einen Pumpmechanismus, der die Nährstoffe in das Gewebe zieht, versorgt. Für diesen Pumpmechanismus sorgt die bereits mehrfach erwähnte Bewegung. Die abwechselnde Belastung und Entlastung des Kniegelenks schafft einen Über- und Unterdruck im Gelenk, wodurch die Nährstoffe eingesaugt, andere Substanzen wieder herausgepresst werden. Was passiert beim Fernsehschauen, beim Sitzen im Büro oder im Auto, aber auch beim Stehen? Eben nichts. Keine Bewegung bedeutet keine Ernährung für den Knorpel. Nebenbei wird durch die Bewegung auch die Gelenkschleimhaut angeregt, Gelenkschmiere (Synovia) zu bilden, die wie ein Gleitfilm dafür sorgt, dass im Gelenk zwischen den Knochen nur wenig Reibung entsteht.

Das schadet dem Knie

Neben Unter- und Überbelastung gibt es noch eine Reihe weiterer Faktoren, die unser Kniegelenk krank werden lassen.

Übergewicht

Das Kniegelenk ist das einzige Gelenk, bei dem es einen Zusammenhang zwischen Übergewicht und Entstehung von Arthrose gibt. Es ist nicht geklärt, ob das hohe Körpergewicht allein schuld ist oder ob die hohe Fettansammlung im Körper zu Hormonverschiebungen führt, die insbesondere den Kniegelenksknorpel angreifen. Bei Kindern mit anderen orthopädischen Leiden, wie zum Beispiel O-Beine, kommt es im Zusammenhang mit Übergewicht sicher zur Arthrose.

WIEGE ICH ZU VIEL?

Entscheidend ist der Body Mass Index (BMI). Übergewicht besteht bei einem BMI von größer 25 kg/m², Fettsucht (Adipositas) beginnt definitionsgemäß ab 30 kg/m².

Berechnung des BMI:

Nehmen Sie Ihr Körpergewicht und teilen Sie es durch das Quadrat Ihrer Körpergröße. Ein Beispiel: Sie sind 1,68 m groß und wiegen 65 kg. Dann errechnet sich Ihr BMI so: 65 kg dividiert durch 1,68 m x 1,68 m, also 2,8 m². Der BMI-Wert ist 23,2 kg/m².

Man kann behaupten: Übergewicht führt mit großer Wahrscheinlichkeit zur vorzeitigen Kniegelenksarthrose. Und eine bestehende Arthrose wird durch Übergewicht verschlimmert.

Schwache Muskeln

Die Muskulatur wirkt dämpfend auf die Kniegelenke und reduziert die Belastung. Eine schlechte Muskulatur erhöht die Krafteinwirkung auf das Gelenk um mindestens 30 Prozent, wahrscheinlich sogar um 50 Prozent. Entscheidend sind die kurzen Spitzenbelastungen auf Gelenk und Knorpel, hier reicht bereits eine Schwächung der Muskulatur um 10 Prozent, um Schäden hervorzurufen. Doch es geht nicht nur um kraftvolle, sondern vor allem um gut koordinierte Muskeln, die sich zur rechten Zeit anspannen und Kraft ableiten. Muskelungleichgewichte (Dysbalancen) führen zu Fehlanspannungen, die letztlich Überlastungsbeschwerden auslösen.

Zu wenig Training

Auf Seite 7 haben Sie über das niederschmetternde Bewegungsverhalten vieler Menschen gelesen. Hoffentlich haben Sie sich nicht wiedergefunden! Damit unsere Kniegelenke, wie übrigens alle Gelenke, richtig funktionieren, müssen wir sie regelmäßig bewegen und belasten. Nur dadurch entsteht der Pumpmechanismus, der den Knorpel ernährt (Seite 13). Damit aber das Gesamtsystem richtig funktioniert, bedarf es einer ausreichenden Belastung aller Gewebestrukturen.
Sie kennen vielleicht das Ergebnis eines Gipsverbands am Arm oder Bein. Die Kraft und Masse der Muskulatur baut ab, Kapseln, Bänder, Knorpel werden schwächer.
Bei jedem Menschen wird das Kniegelenk von Zeit zu Zeit natürlicherweise mit einem Mehrfachen des Körpergewichts belastet: bei einem Sprint zum Bus, einem Freudensprung, beim Aufstehen aus einem tiefen Sessel, Treppensteigen usw. Ist das Gewebe nicht ausreichend stabil, kann es zu kleinen Verletzungen kommen, die mit der Zeit immer größer werden. Leider bleibt das Kniegelenk lange stumm, erst bei größeren Schäden meldet sich plötzlich das Schmerzsystem.

Zu viel Training

Aber auch ein Zuviel an Bewegung oder genauer gesagt ein Zuviel an falscher Belastung bedeutet ein Risiko für Verschleiß und Verletzungen des Kniegelenks. In besonderem Maß sind hier Spitzensportler angesprochen, die zu viel und einseitig trainieren und extrem hohen Belastungen ausgesetzt sind. Sehr gefährdet sind auch Hobby- und Leistungssportler, die zwar viel Sport, aber kaum gelenkstabilisierende Kraft- und Koordinationsübungen durchführen.

Sportarten mit Gelenkrisiko

Gerade Mannschaftssportarten mit gegnerischen Auseinandersetzungen (z. B. Fußball, Handball, Basketball), Einzelsportarten mit hoher Kniegelenksbelastung (Skifahren, Tennis, Squash) und Kontaktsportarten (Kampfsport) begünstigen Verletzungen und spätere Arthroseentstehung in besonderem Maße (doppeltes bis dreifaches Arthroserisiko).

Risikoreich sind kleine Verletzungen und abrupte Stoßbelastungen des Kniegelenks, die den Knorpel schädigen können. Diese werden über die Jahre größer und führen letztendlich zum Gelenkverschleiß, da sie keine Reparaturmechanismen durchlaufen wie Schäden an Muskeln und Bändern.
Wie sieht es mit Marathonläufen aus? Eine Studie von Dr. Wolfgang Krampla, Institut für Röntgendiagnostik des Wiener SMZ-Ost-Donauspitals, aus dem Jahr 2008 belegt Folgendes: Marathonlaufen erhöht bei Hobbyläufern nicht das Risiko für einen Kniegelenksschaden! Ohne regelmäßiges Training wird man einen solchen Lauf nämlich nicht durchstehen. Und in der Regelmäßigkeit liegt der positive Effekt.

KEINE ARTHROSE DURCH JOGGEN!

Ein regelmäßiges Lauftraining führt nicht zu einem frühzeitigen Gelenkverschleiß. Im Gegenteil, es kann sogar die Arthroserate senken. Es müssen jedoch **Voraussetzungen** erfüllt sein: Es dürfen keine Beinachsenfehlstellungen oder frühere Kniegelenksverletzungen bestehen. In diesen Fällen ist eine Rücksprache mit dem Arzt notwendig. **Bei Übergewichtigen** kann Joggen zu Problemen führen. Die Belastung auf das Kniegelenk kann bei Spitzenbelastungen nämlich bis zum Fünffachen des Körpergewichts betragen! **Walken wäre hier geeigneter!**

Einseitige Belastungen

Auch beruflich bedingte einseitige Belastungen führen zu einem frühzeitigen Gelenkverschleiß. Laut Bundesanstalt für Arbeitsschutz und Arbeitsmedizin erhöht Arbeit im Hocken oder Knien das Arthroserisiko. Fliesenleger und Maurer sind besonders betroffen. Ihre Kniegelenksschäden gelten als Berufskrankheit. Kein erhöhtes Risiko besteht für Arbeiten auf Leitern und für Treppensteigen. Bei Frauen kommen als besondere Risikofaktoren noch schweres Heben und Tragen sowie Kniegelenksschmerzen in der Kindheit hinzu.

Erbanlagen

Unbestritten gibt es Vererbungsfaktoren der Arthrose. In einigen Familien treten Verschleißerscheinungen häufiger auf als in anderen. Jedoch gibt es noch keine Tests, um diese genetischen Risiken zu untersuchen.

Beinfehlstellungen

Die natürliche Beinachsenstellung bei Erwachsenen ist ein leichtes X-Bein. Kleinere Achsabweichungen vermag der Körper auszugleichen. Deutliche O- und X-Bein-Stellungen führen zu einer vorzeitigen Arthrose. Das O-Bein ist besonders anfällig dafür, da der innenseitige Meniskus und Knorpelbelag vermehrt strapaziert werden. Frauen entwickeln bei Beinfehlstellungen früher Arthrosen als Männer. Die Gründe sind noch unbekannt.

Gelenkinstabilität

Verletzungen der Kapselbandstrukturen, insbesondere des Knieinnen- und -außenbands

HIGH HEELS ALS »KNIEKILLER«

Ein Traum vieler Frauen – und Männer: hochhackige Schuhe. Leider kann dieser Traum schnell zu einem Albtraum werden, wie eine Studie von der Harvard-Universität in Boston im Jahr 2009 zeigte.
Schuhe mit hohen Absätzen (ab sechs Zentimetern) provozieren eine extreme Fußgelenkstellung, die wiederum im Kniegelenk ausgeglichen werden muss. **Die falsche Kniegelenksbelastung** kann zu frühzeitigem Gelenkverschleiß führen.
Tipps für hochhackige Schuhe
Auch für hochhackige Schuhe gilt: Entscheidend ist die Dosis! Tragen Sie diese deshalb nur zu speziellen Anlässen, niemals jedoch ständig.
Am gesündesten sind flache Schuhe, die der natürlichen Fußform am nächsten kommen.

sowie der Kreuzbänder, die zu einer Gelenkinstabilität führen, sind hohe Risikofaktoren für einen Gelenkverschleiß.

Reflektorische Ausstrahlungen

Schmerzausstrahlungen von anderen Körperregionen treffen das Kniegelenk recht häufig. Das Gelenk ist eigentlich intakt, schmerzt aber deutlich. An erster Stelle steht das Hüftgelenk, das den Schmerz auf das Kniegelenk projizieren kann, selbst bei Kindern. Auch die Wirbelsäule, vor allem im Bereich der Lendenwirbelkörpersegmente 3|4 und 4|5, kann in das Knie ausstrahlen. Bei Schmerzen an der Innenseite des Kniegelenks sollte immer an Beschwerden der Geschlechtsorgane, Harnwege, Nieren sowie des Enddarms gedacht werden.

Gewohnheit

Die Angewohnheit, seine natürlichen Bewegungsprogramme aus Bequemlichkeit zu meiden, ist weit verbreitet. Die Benutzung von Rolltreppen oder Fahrstühlen, Auto, Bus, Straßen- und U-Bahn ist zur Routine geworden, ohne diese Gewohnheit zu hinterfragen. Bei Patienten, die ihr Kniegelenk bewusst schonen und sich später ein neues, künstliches Kniegelenk einsetzen lassen, hat man festgestellt, dass sich diese Patienten nicht mehr aus ihrem »Schonprogramm« lösen können. Sie führen die Schonung fort, obwohl das Kniegelenk ohne Weiteres hohe Belastungen zulassen würde.

Das Problem mit der Motivation

Es ist schon erstaunlich, dass ca. 50 Prozent der Bevölkerung keinen Sport und keine körperliche Betätigung ausüben. Schlimm genug, noch schlimmer ist, dass innerhalb eines Jahres 10 bis 25 Prozent der Bevölkerung ein Training beginnen, der überwiegende Anteil jedoch dieses nach Wochen wieder abbricht. Und das, obwohl sich die meisten über die negativen Konsequenzen bewusst sind. Es liegt an jedem Einzelnen, frühzeitig ein Gefühl für seinen Körper zu entwickeln und mit Freude den Bewegungsdrang, den ein jeder als Kind verspürt hat, spielerisch mit Spaß auch als Erwachsener auszuleben.

WAS DAS KNIEGELENK GESUND HÄLT

Es sind verschiedene Einflussfaktoren bekannt, die das Kniegelenk beweglich, stabil und gesund halten. Ein Faktor für sich genommen bewirkt bereits einiges. Kombiniert man hingegen verschiedene Faktoren miteinander, so ist der positive Effekt auf das Kniegelenk umso größer. Denn die unterschiedlichen Faktoren scheinen sich gegenseitig positiv zu beeinflussen. Offensichtlich deckt sich das mit Lebenserfahrungen. Menschen, die »nur« viel Sport treiben, leben kaum länger als andere. Menschen, die auf mehrere Faktoren achten, sind im Allgemeinen gesünder, ausgeglichener, zufriedener und haben eine höhere Lebenserwartung.

Das können Sie tun

Folgende Faktoren sind wichtig: Sport, Bewegungsverhalten, Training, Meditation oder meditative Bewegungen, Ernährung, Gewichtsreduzierung, wenig oder kein Nikotin, Alkohol in Maßen, aktive Lebensentspannung, Ruhepausen, Hobbys, spielerische Tätigkeiten, ausreichender Schlaf, Pflege der Beziehungen zu anderen Menschen.

Gutes Training

Gutes Training bedeutet immer regelmäßiges Training, eine Mischung aus Ausdauer, Kraft und Koordination. Und unterschätzen Sie nicht den Faktor Spaß. Viele Sportler bestätigen immer wieder, dass Sportarten und Bewegungsformen mit einem hohen Spaßfaktor das emotionale System einbinden und die positiven Effekte auf den Körper um ein Vielfaches erhöhen. Eine »sichere« Sportart, ungern betrieben, bringt nicht wirklich viel. Möchten Sie auch noch jenseits der 40 einen Mannschaftssport mit Wettkampfcharakter ausüben, sollte es Ihnen Spaß machen. Dann ist nichts dagegen zu sagen. Wenn aber die Motivation zu einem speziellen Kniegelenkstraining nicht ausreicht, lassen Sie es lieber, das Risiko einer Verletzung wächst beträchtlich an. Beim Sport geht es keinesfalls nur um den Wettkampf mit anderen oder sich selbst, denken Sie auch an Bewegungsformen, die einen hohen meditativen und konzentrativen Aspekt haben, wie zum Beispiel Tai-Chi, Qi Gong, Yoga oder Kampfkunst ohne wettkampfmäßige Kontakte wie Wing Tsun, Kendo, Aikido, Karate usw.

Ideale Sportarten: Arthrosepatienten berichteten von bedeutenden Schmerz-Verbesserungen, wenn sie regelmäßig Tai-Chi oder ein Ergometertraining (Standfahrrad) ausführten. Die ruhigen, kontrollierten Bewegungen haben offenbar einen sehr gesunden Einfluss auf vorgeschädigte Gelenke.
Harmonische Bewegungsformen sind uneingeschränkt als ideal für das geschädigte wie für das gesunde Kniegelenk zu empfehlen. Dazu gehören beispielsweise Fahrradfahren, Skilanglauf, Walking, Wandern, Aquajogging, Schwimmen, Tanzen, Yoga, Golf, Fitnessstu-

dio, verschiedene Gymnastik-Formen und andere körperzentrierte Methoden (Pilates, Cantienica, Spiraldynamik, Klein-Vogelbach, Brügger, Eutonie, Feldenkrais u. v. a.).
Als gut, aber mit möglichem Verletzungspotenzial gelten Joggen, Badminton, Bowling, Kegeln, Reiten, Rudern oder Windsurfen.
Vorsicht: Eine Abwägung ist im Einzelfall bei Mannschaftssportarten mit »Kontaktkämpfen« und Sportarten mit schnellen Abbrems- und Beschleunigungsvorgängen nötig, wie zum Beispiel bei Tennis, Squash, Kampfsportarten, Gewichtheben, Abfahrtsski, Snowboard, Skateboard, Fußball, Basketball, Volleyball, Handball oder Boxen.
Lauftraining: Ein regelmäßiges Ausdauertraining durch Joggen hat wissenschaftlich belegte Effekte. Neben einem positiven Effekt auf die Arthroseentstehung (Seite 15) konnte eine über 21 Jahre durchgeführte Langzeitstudie aus den USA zeigen, dass die Lebenserwartung im Vergleich zu der nicht laufenden Kontrollgruppe steigt und die Selbstständigkeit im Alter höher ist. Daneben leiden Läufer weniger häufig an hohem Blutdruck, an Altersdemenz, Herzinfarkten und Osteoporose. Regelmäßiges moderates Laufen erhöht die Knochenfestigkeit und stärkt den Knorpel. Begrenzen Sie Ihre Laufleistung als Hobbyläufer auf 40 Kilometer pro Woche.

Alltagsaktivitäten

Setzen Sie sich ganz einfache Ziele. Keine Rolltreppen mehr, keine Fahrstühle! Wenn Sie meinen, das ermüdet Sie zu sehr, dann haben Sie ein echtes Konditionsproblem, und Ihr Kniegelenk wird sich bald melden. Bei vorgeschädigten Kniegelenken sind kleine Abwei-

DER VORTEIL DES BARFUSSLAUFENS

Eine Studie der Harvard University, Boston, aus dem Jahr 2009 hat **Unerfreuliches für Sportschuhhersteller** an den Tag gebracht.

- Beim Joggen belasten die Hightech-Sportschuhe speziell die Knie- und Hüftgelenke weitaus mehr als bisher gedacht. Beim Barfußlaufen hingegen sind die Belastungen deutlich niedriger als beim Laufen mit Sportschuhen.
- Unser Körper ist **bestens für das Laufen gerüstet.** Vorausgesetzt, der Fuß hat direkten, unverfälschten Kontakt mit dem Boden. Denn der **nackte Fuß** überträgt die Stöße, die durch das Auftreten entstehen, auf das Knie- und weiter auf das Hüftgelenk. **Dadurch werden die Stöße abgemildert.**
- Sportschuhe dürfen offensichtlich die Ausgleichsfunktion des Fußes nicht zu stark beeinträchtigen. Sie müssen der natürlichen Funktion des Barfußlaufens möglichst nahekommen. **Barfußlaufen ist am besten.**

chungen in Form von Bequemlichkeit in den Alltagsaktivitäten durchaus erlaubt. Steigern Sie sich aber! Stehen Sie zum Telefonieren auf und laufen Sie umher. Ganz nebenbei erhöht das erwiesenermaßen auch das Konzentrationsvermögen. Arbeiten Sie zeitweise am Stehpult, machen Sie alle 30 Minuten eine ganz kurze Gymnastik, oder gehen Sie, wenn Sie nachdenken müssen. Nehmen wir uns ein Beispiel an den Philosophen im alten Griechenland: Sie dozierten meistens im Gehen.

Gewichtsoptimierung

Wenn Sie unter deutlichem Übergewicht (BMI > 25, Seite 13) leiden, kann schon eine Gewichtsreduzierung von fünf bis zehn Prozent zu einer Schmerzreduzierung und zu einer Bewegungsverbesserung der Kniegelenke führen. Eine Gewichtsabnahme ist gar nicht so schwer zu erreichen, es bedarf keiner speziellen Diäten, die oft fragwürdig im Ergebnis sind. Wesentlich besser, gesünder und nachhaltiger ist eine Ernährungsumstellung, die Sie für den Rest Ihres Lebens beibehalten. Beherzigen Sie hierfür einige einfache Regeln zur Gewichtsreduzierung:

› Reduzieren Sie Ihre täglichen Kilokalorien auf ca. 1000, gehen Sie aber nicht darunter.
› Trinken Sie vor dem Essen mindestens ein Glas Wasser.
› Meiden Sie sogenannte Light-Produkte, sie sind lediglich fettreduziert und enthalten oft mehr Zuckeranteile.
› Essen Sie viele Vollkornprodukte, Lebensmittel mit hohem Ballaststoffanteil (Gemüse) und relativ eiweißreich (sättigt gut).
› Reduzieren Sie Fette und Zucker (versteckt in Limonaden, Süßigkeiten, Fastfood, Snacks, Fertiggerichten). Verwenden Sie fettarme Milchprodukte, essen Sie viel Obst und Gemüse, gekocht und als Rohkost.
› Bevorzugen Sie fettarmes Fleisch wie Geflügel, essen Sie zweimal pro Woche Fisch und zweimal vegetarisch.
› Kauen Sie gut und ausgiebig, nehmen Sie sich Zeit zum Essen. Gestalten Sie sich eine angenehme Atmosphäre, gönnen Sie sich einen schön gedeckten Tisch, zelebrieren Sie das Essen. Mit dem Essen werden »Lebensinformationen« und »Energien« aufgenommen.

Powerstoffe für das Kniegelenk

In den vergangenen Jahren waren die orthomolekularen Stoffe sehr in Mode. Bislang konnte allerdings keine Studie beweisen, dass künstlich hergestellte oder isolierte Vitamine, Mineralien oder sonstige sogenannte Powerstoffe schützend auf Gelenke wirken. Nehmen Sie lieber biologisch hochwertige Nahrungsmittel, insbesondere Obst und Gemüse, frisch und ohne lange Lager- und Frachtzeiten zu sich. Die darin enthaltenen Vitamine, Mineralien, Spurenelemente und sekundären Pflanzenstoffe scheinen am besten in ihrer unverfälschten Originalzusammensetzung und in ihrem unterschiedlichen Zusammenspiel zu wirken. Die Zahl der sekundären Pflanzenstoffe zum Beispiel wird auf weit mehr als 100.000 geschätzt. Dazu gehören Phytosterine, Saponine, Glucosinolate, Polyphenole, Carotinoide, Monoterpene, Sulfide, Protease-Hemmer oder Phyto-Östrogene.

KRANKHEITSBILDER, DIE JEDER KENNT

Kniegelenksverletzungen kommen häufig vor, besonders natürlich beim Sport. Dort ist das Kniegelenk besonders oft betroffen, wie man gut bei Fußballspielern beobachten kann. Jedoch kann es jeden auch im Alltag durch einen Sturz, ein Stolpern, ein Anschlagen treffen. Und viele chronische Erkrankungen des Kniegelenks resultieren aus früheren kleinen oder großen Verletzungen in diesem Bereich.

Schwere Verletzungen im Bereich des Kniegelenks

Eine wichtige Bitte zum Einstieg: Nehmen Sie Kniegelenksverletzungen nie auf die leichte Schulter. Suchen Sie in jedem Fall frühzeitig einen Arzt auf!

Knochenbrüche

Bei massiven Gewalteinwirkungen kann es zu Knochenbrüchen kommen, die immer einen Notfall darstellen und eine unverzügliche Behandlung erfordern. Das ist auch deshalb nötig, weil möglicherweise Gefäße und Nerven mit verletzt wurden. Bei Verdacht auf einen Knochenbruch soll daher immer der Rettungsdienst verständigt werden! Knochenbrüche, die im Bereich des Kniegelenks liegen, sind besonders schwerwiegend, da auch der Knorpel verletzt oder durch eine Stufenbildung des Knochens beschädigt worden sein kann. Dies kann zu einem vorzeitigen Gelenkverschleiß führen.

Knochenverletzungen werden durch Metallplatten, Schrauben oder spezielle Nägel stabilisiert und führen, sofern keine anderen Strukturen mitverletzt sind und die Versorgung schnell erfolgte, zu sehr guten Ausheilungsergebnissen. In einfacher gelagerten Fällen kann auch eine Gipsbehandlung ohne Operation zum Einsatz kommen.
Die schweren knöchernen Verletzungen sind allerdings glücklicherweise selten. Sie entstehen meist infolge einer Hochgeschwindigkeitsverletzung, etwa beim Skifahren.

Meniskus- und Bänderverletzungen

Sie können entweder aufgrund von Hochgeschwindigkeitsverletzungen zusammen mit Knochenbrüchen auftreten oder infolge der Einwirkung von Schwerkräften. Betroffen sind dann die Menisken und/oder die Kreuz- und Seitenbänder. Auch diese Verletzungen sind häufig so schwer, dass in der Regel eine operative Versorgung notwendig wird.
Die Menisken werden dabei entfernt oder genäht; die Kreuzbänder können gut durch körpereigenes Material ersetzt werden. Bei diesen Operationen handelt es sich um hochspezialisierte Eingriffe. Je mehr Strukturen in dem komplexen Gebilde Kniegelenk verletzt sind, desto komplizierter gestalten sich Therapie und Heilungsverlauf.
»Unhappy triad« Dies ist eine spezielle Verdrehungsverletzung im Kniegelenk, die oft bei Skifahrern oder Fußballern, aber auch bei

einem banalen Sturz auftritt. Dabei werden das vordere Kreuzband, der Innenmeniskus und das Innenband verletzt, häufig kombiniert mit einer Verletzung der Kniegelenkskapsel. Die »unglückliche Triade« führt zu einer starken Instabilität des Kniegelenks und sollte operiert werden.

Bänderverletzungen: Skifahrer erleiden, nachdem die Sprunggelenke heute durch moderne Skistiefel gut geschützt sind, meistens Kniegelenksverletzungen.

› Hierbei sind am häufigsten die Kreuzbänder betroffen, insbesondere das vordere Kreuzband, teilweise auch als Kombinationsverletzung beide Kreuzbänder. Diese schwerwiegende Kniegelenksverletzung ist in der Regel operationspflichtig. Das vordere Kreuzband wird operiert, wenn für Sport oder Beruf die absolute Stabilität des Kniegelenks unverzichtbar ist. In vielen anderen Fällen kann ein gutes Ergebnis auch durch Muskelaufbautraining erzielt werden. Aufgrund einer schlechteren Kniegelenksführung mit einer wenn auch geringen Instabilität des Gelenks kann es mit oder ohne Operation zu einer vorzeitigen Arthrose kommen.

› Sind die Bänder komplett gerissen, muss meist genäht werden.

› In weniger schweren Fällen treten isolierte Dehnungen und Teilrupturen (Teilrisse) der Seitenbänder, teilweise auch der Gelenkkapsel auf. Diese können in der Regel ohne Operation zur Ausheilung gebracht werden. Eine ärztliche Versorgung ist aber unbedingt notwendig, da bei nichtsachgemäßer Behandlung eine chronische Instabilität droht.

Kniescheibenverletzungen

Kniescheibenluxation: Bei einem direkten, meist seitlichen Tritt, etwa im Rahmen von Kampfsporthandlungen, kann die Kniescheibe aus ihrem Gleitlager gedrückt werden. Sie sollte dann zügig und korrekt wieder in ihr Gleitlager zurückverlagert werden.

Wegen der zwangsläufig begleitenden Sehnenverletzungen ist unbedingt eine längerfristige ärztliche und physiotherapeutische Behandlung erforderlich. Eine Mitverletzung des Kniescheibenknorpels ist nicht selten.

Riss der Kniescheibensehne: Bei plötzlicher starker Beugebelastung kann die Kniescheibensehne unterhalb der Kniescheibe oder der Kniestreckermuskel oberhalb der Kniescheibe reißen. Das Knie verliert sofort die aktive Streckfähigkeit. Eine Delle kann dann getastet werden. Die Verletzung tritt in der Regel nicht ohne eine Vorschädigung der betroffenen Strukturen auf.

Die Verletzung muss dann genäht werden, an den Eingriff schließt sich eine mehrwöchige Rehabilitation an.

Überlastungsbedingte Kniefunktionsstörungen

Sie können die Folge ungewohnter sportlicher Aktivitäten sein oder auftreten, wenn man untrainiert seinem Körper plötzlich zu viel abverlangt.

Achtung: Wenn sich nach sportlichen Aktivitäten ein Reizerguss im Kniegelenk bildet und das Gelenk anschwillt, ist immer Vorsicht geboten (Seite 10). Dieses Warnsignal sollte keinesfalls einfach ignoriert werden. Eine ärztliche Abklärung ist anzuraten.

Schleimbeutelentzündung

Überlastungserscheinungen des Kniegelenks mit Reizung und Entzündung des vor der Kniescheibe sitzenden Schleimbeutels (Bursa praepatellaris) kommen zum Beispiel bei Fliesenlegern und Parkettlegern, aber auch bei Personen, die längere Zeit gekniet haben (Haus- und Gartenarbeit), vor. Im englischen Sprachgebrauch wird diese Erkrankung deshalb als »housemaids knee« (Knie der Haushaltshilfe) umschrieben.

Patellaspitzensyndrom

Es ist auf eine beugebedingte Überlastung des Kniegelenks zurückzuführen. Der kräftige Oberschenkelstrecker (Quadrizeps) wirkt zu kräftig auf die Kniescheibe ein. Dabei treten oft am Anfang einer Muskelanspannung mit Zug auf die Sehne Schmerzen auf, die dann beim Aufwärmen wieder verschwinden. Bei chronischem Verlauf dauert der Schmerz bei Belastungen an, besonders auch bei Beugebewegungen unter Belastung wie Treppensteigen oder Aufstehen.

Chondropathia patellae

So werden Beschwerden hinter der Kniescheibe genannt. Die Chondropathia patellae beschreibt im Gegensatz zur Chondromalazia patellae (der Knorpel hinter der Kniescheibe ist in seiner Struktur krankhaft verändert) noch keine unumkehrbaren Knorpelveränderungen. Hier entsteht der Kniegelenksschmerz vielmehr durch die Sehnen und Bänder, die die Kniescheibe umgeben. Auslöser für die Beschwerden ist ein Ungleichgewicht der verschiedenen Muskeln, welche die Kniescheibe fixieren und führen.
Durch ein spezielles Auftrainieren der abgeschwächten Muskulatur kann das Beschwerdenbild beseitigt werden.

Überlastung innen am Kniegelenk

Überlastungsbedingte Schmerzen durch ungewohnte sportliche Aktivitäten treten auch gern innen am Kniegelenk auf. Hier setzen die Sehnen von Musculus semimembranosus, Musculus semitendinosus und Musculus gracilis an, einer bildlich als »pes anserinus« (»Gänsefuß«, wegen der drei Muskelansätze) umschriebenen Sehnenplatte.

»Bone bruises«

Heutzutage kann man durch die in Deutschland sehr häufig zum Einsatz kommende Kernspintomographie selbst bei Bagatellverletzungen Knochenprellungen finden. Diese als »bone bruises« (»Knochenschwellung«) umschriebenen Knochendefekte durch Mikrobrüche können zu sehr hartnäckigen Kniegelenksbeschwerden führen.
Auch bei scheinbaren Bagatellverletzungen kann es zu Knochenprellungen kommen. Das führt wegen der Trägheit der Knochenheilung zu einem verzögerten Heilungsverlauf. Die Geduld des Patienten wird dann auf eine harte Probe gestellt, aber auch dem behandelnden Arzt wird einiges an ärztlicher Heilkunst abverlangt.

Verschleißerkrankungen

Sie sind auch als degenerative (Gelenk-)Erkrankungen bekannt.

Kniegelenksarthrose

Die häufigste Verschleißerkrankung des Kniegelenks ist die Kniegelenksarthrose (Gonarthrose). Hierbei handelt es sich um Verschleißerscheinungen des Knorpels, die aus einem zunehmenden Ungleichgewicht zwischen Knorpelaufbau und -abbau resultieren. Der Knorpelüberzug der Knochenenden geht immer mehr verloren, schließlich reibt Knochen auf Knochen. Die Folge sind steigende Schmerzen und Deformierungen des Kniegelenks, da der Knochen aufgrund der Fehlbelastung knöcherne Austreibungen bildet. Ohne Behandlung würde es allmählich zu einer Versteifung des Gelenks kommen. Ein für den Betroffenen guter Endzustand wäre mit der völligen Versteifung des Kniegelenks erreicht. Die Folge wäre ein hochgradiger Funktionsverlust, aber auch Schmerzfreiheit.

Formen der Arthrose: Der Verschleiß kann in jedem Kniegelenksabschnitt einzeln (mediale oder laterale Gonarthrose) auftreten oder auch in allen Kniegelenksabschnitten (Pangonarthrose) gleichzeitig. Die Krankheit verläuft nicht kontinuierlich. Perioden mit Schwellung, Schmerzen und Minderbelastbarkeit im Kniegelenk wechseln sich mit Perioden von Ruhe und scheinbarer Besserung ab. Im ersteren Fall spricht man von aktivierter Arthrose. Die Arthrose kann auch lange Zeit schmerzfrei verlaufen, bis erste Symptome auftreten. Auch wenn der Kniegelenksverschleiß bis heute nicht heilbar ist, lässt sich der Krankheitsverlauf durch vielfältige ärztliche Maßnahmen positiv beeinflussen (Seite 30f.).

Baker-Zyste: Sie kann als Begleiterscheinung bei degenerativen Kniegelenkserkrankungen auftreten. Darunter versteht man eine Aussackung auf der Rückseite des Kniegelenks, welche sich mit Kniegelenksflüssigkeit füllt und dann als prall gefüllte Beule tastbar ist.

ARTHROSE
SIE IST …

- … durch den **Lebensstil** beeinflussbar.
- … durch das Körpergewicht beeinflussbar.
- … durch Ernährung beeinflussbar.
- … durch **Aktivität sowie körperliche Fitness** beeinflussbar.
- … durch ärztliche, physikalische und krankengymnastische Maßnahmen sehr **gut zu bessern.**

Osteoporose

Darunter versteht man eine Knochenentkalkung, das heißt, der Knochenabbau ist schneller als der Knochenaufbau. Es gibt verschiedene Arten, eine Osteoporose einzuteilen. Nach der Ausdehnung unterscheidet man in lokalisierte und generalisierte Form.

Lokalisierte Osteoporose: Sie betrifft nur eine bestimmte Körperstelle und kann sich auch am Kniegelenk bemerkbar machen.

› Häufigstes Beispiel ist die Inaktivitätsosteoporose durch Ruhigstellung etwa nach einem Trauma. Dies führt rasch zu einer lokalen Knochenentkalkung. Bei zunehmender Belastung wird Schritt für Schritt wieder neuer Knochen gebildet.

› Die sogenannte transiente Osteoporose tritt nur vorübergehend ohne eindeutig nachvollziehbare Ursache auf, auch bei jüngeren Menschen. Sie führt zu einer momentanen schmerzhaften Minderbelastbarkeit des Kniegelenks. Die Heilungschancen sind bei richtiger Behandlung gut.

Generalisierte Osteoporose: Sie betrifft den ganzen Körper und führt ebenfalls zu einer Minderbelastbarkeit des Kniegelenks.

› Die häufigste Form ist die postmenopausale Osteoporose (Typ I) bei Frauen vom 50. bis 75. Lebensjahr. Als Folge des Hormonausfalls in den Wechseljahren wird die Bälkchenstruktur im Knochen verstärkt abgebaut. Etwa 30 Prozent aller Frauen erkranken nach der Menopause daran.

› Die sogenannte Altersosteoporose (Typ II) tritt ab etwa dem 70 Lebensjahr auf und betrifft beide Geschlechter. Sie geht mit einer Zunahme der knochenabbauenden Zellen einher. In fortgeschrittenen Fällen reicht unter Umständen das bloße Aufstehen aus, dass der Knochen bricht.

Entzündliche Erkrankungen

Wird Ihr Kniegelenk dick, rot und heiß, sollten Sie immer möglichst schnell einen Arzt aufsuchen. Gelenkentzündungen sind eine ernst zu nehmende Bedrohung Ihres Gelenks! In kurzer Zeit kann es zu Zerstörungen und Verklebungen des Gelenks kommen.

Akute Entzündungen

Glücklicherweise sind akute Infektionen des Kniegelenks eher selten.

Bakterien

Sie können beispielsweise über die gut durchblutete Gelenkschleimhaut in das Kniegelenk gelangen und eitrige Infektionen auslösen.

Borreliose: Davon sind häufig die Kniegelenke betroffen. Wer nach einem Zeckenbiss eine Hautrötung bemerkt, sollte dringend ärztlichen Rat einholen. Es könnte sich um ein Erythema migrans handeln, also eine erste Manifestation einer Borreliose an der Haut.

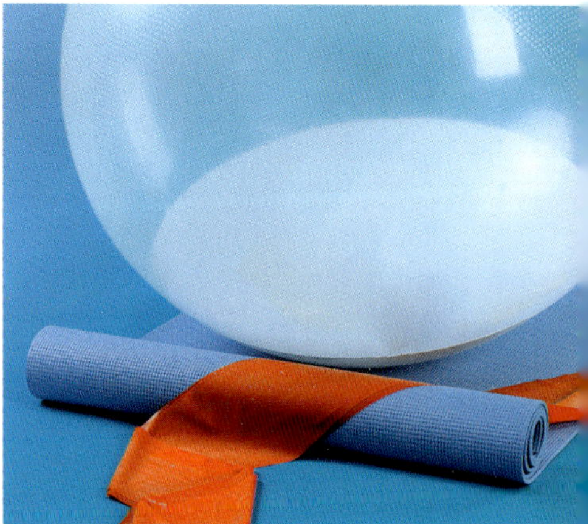

Um Ihre Kniegelenke wirkungsvoll zu trainieren, sind nur wenige Utensilien nötig.

ALARM-ZEICHEN

Wenn das Kniegelenk **rot, heiß und geschwollen** ist, suchen Sie unverzüglich einen Arzt auf. Eine Kniegelenksentzündung **muss sofort behandelt werden.**

Mit Antibiotika kann in der überwiegenden Zahl der Fälle eine Heilung erzielt werden. Unbehandelt kann es zu einem Gelenkbefall kommen, auch das Kniegelenk kann betroffen sein. Durch eine antibiotische Therapie ergeben sich aber auch zu einem späteren Zeitpunkt noch gute Heilungschancen. Chronische Entzündungen nach Borreliosebefall stellen aber ein zunehmendes Problem dar.

Merke: Die Borreliose (Zeckenbiss) ist im Frühstadium bei richtiger Behandlung zu nahezu 100 Prozent heilbar! Treten nach einem Zeckenbiss Hautrötungen auf, ist der Besuch bei einem Arzt unbedingt erforderlich!

Rheumatische Erkrankungen

Auch dabei können die Kniegelenke mitbetroffen sein. Unbehandelt führen sie in der Regel zu schweren Deformierungen des Kniegelenks bis hin zur Gebrauchsunfähigkeit. Hier ist die Behandlung durch einen Spezialisten unumgänglich. Sie sollte nicht auf die lange Bank geschoben werden, denn je früher sie begonnen wird, desto mehr kann für den Patienten erreicht werden.

Weniger bekannte Erkrankungen des Kniegelenks

Knochennekrosen: Bei diesen Erkrankungen kommt es zum Absterben von Knochen.

- Die häufigste Knochennekrose am Kniegelenk ist die Osgood-Schlatter-Erkrankung, die typischerweise bei Kindern im Wachstumsalter (10 bis 14 Jahre) auftritt. Jungen befällt sie häufiger als Mädchen. Betroffen ist die Anheftungsstelle der Kniescheibensehne am Schienbein. Bei entsprechender fachärztlicher Betreuung kann in der Regel eine Ausheilung erreicht werden.
- Dagegen hat die schmerzhafte Knochennekrose des inneren Schienbeinkopfs des Erwachsenen, die Ahlbäcksche Erkrankung, leider meist eine schlechte Prognose. Sie führt häufig zum Kniegelenksersatz.

Plica: Eine wichtige Fehlbildung ist ein Zusatzhäutchen im Bereich der Kniegelenkskapsel, eine sogenannte Plica. Sie kann Schmerzen im Kniegelenk verursachen und sollte dann arthroskopisch entfernt werden.

Stoffwechselerkrankungen: Auch sie können sich am Kniegelenk niederschlagen. Dazu gehören Gicht oder Pseudogicht. Es entsteht dann ein schmerzhafter Kniegelenkserguss. Eine Kniegelenkspunktion zur Untersuchung der Ergussflüssigkeit bringt hier Klarheit. Dann kann eine spezielle Behandlung eingeleitet werden.

Fettkörperentzündung: Sogar eine Entzündung des im Kniegelenk befindlichen Fettkörpers ist möglich und kann eine operative Teilentfernung notwendig machen.

Erste Hilfe bei akuten Verletzungen des Kniegelenks

Wenn das Kniegelenk zum Beispiel beim Fußballspielen, Skifahren oder bei einem Sturz auf der Straße verletzt wird, treten in der Regel unmittelbar Schmerzen auf. Prüfen Sie dann zunächst, ob Sie das Knie noch bewegen können. Als Nächstes prüfen Sie, ob es möglich ist, auch mit der Hilfe einer zweiten Person aufzustehen. Ist beides nicht möglich, so ist es am besten, liegen zu bleiben und professionelle Hilfe anzufordern.
Gelingt das Aufstehen, dann sollten Sie zunächst versuchen, kleine Schritte zu machen. Klingen die Beschwerden dann rasch ab, ist vermutlich kein größerer Schaden entstanden. Tut das Knie dagegen nach Stunden oder am nächsten Tag noch weh oder schwillt es gar an, suchen Sie auf jeden Fall einen Arzt auf. Beachten Sie dazu bitte auch den Kasten rechts.

Das können Sie unternehmen

Der Einfachheit halber kann man sich am PECH-Schema orientieren (Kasten Seite 27).

Kühlung: Falls zur Hand, können bei Sportverletzungen kurzfristig Eis, Kältesprays oder in Apotheken oder Sanitätshäusern erhältliche Ice- oder Kryopacks (Kälte-Kompressen) zum Einsatz kommen. Letztere werden im Eisfach gelagert. Eiswürfel geben Sie in einen Plastiksack mit Wasser, binden diesen zu, legen ein Handtuch auf das Kniegelenk und darauf den Eisbeutel.
Das Bein müssen Sie dann unbedingt ruhigstellen und hochlagern.
Die Kühlmittel dürfen nur kurzfristig angewendet werden, weil es sonst zu einem reaktiven Bluteinstrom ins Gelenk kommt, wenn das Eis nach längerer Zeit wieder weggenommen wird.

Quarkumschlag: Ist eine längere Kühlung notwendig, empfiehlt sich als schonendes Verfahren der Einsatz von Quark (etwa normaler Haushaltsquark). Legen Sie dazu eine dünne Folie auf das Knie, streichen Sie den Quark, der vorher im Kühlschrank gekühlt wurde, darauf und klappen die Folie an den Rändern etwas hoch. Sie können den

ZUM ARZT!

Suchen Sie nach einer Kniegelenksverletzung unbedingt den Arzt auf, wenn
- die **Beweglichkeit des Kniegelenks eingeschränkt** ist.
- Sie nicht mehr mit dem betroffenen Bein auftreten können.
- das **Kniegelenk angeschwollen** ist.
- Sie auch nach einem Tag noch Schmerzen verspüren.

Quark so lange auf dem betroffenen Kniegelenk lassen, bis er trocken und bröselig wird.

Kohlwickel: Als weiteres sehr effektives Hausmittel eignen sich gekühlte Kohlblätter. Damit lässt sich das Gelenk praktischerweise auch über Nacht umwickeln. Kohl ist auch bei verschleißbedingten Kniegelenksbeschwerden einsetzbar.

Urin-Wickel: Heroische Naturburschen können, wenn sie draußen unterwegs sind und nichts anderes zur Hand haben, bei Kniegelenksschwellungen einen uringetränkten Verband anlegen. Einzelfallberichte sprechen von sehr guten Heilerfolgen.

Sportapotheke

Am besten ist es, wenn Sie bereits vorsorgen, bevor etwas passiert ist, und sich eine Sportapotheke zulegen.

Schmerzmittel: Darin sollten neben Pflaster, Schere und Verbandsmaterial auch kühlende und schmerzstillende Mittel enthalten sein. Es gibt Unmengen von Salben, Cremes und Gels mit Inhaltsstoffen wie Heparin, Diclofenac, Ibuprofen, Ketoprofen und Natriumsalicylat. Ob und wie diese Stoffe wirken, ist umstritten. Lassen Sie sich beraten.

Naturheilkunde: Bewährt haben sich auch homöopathische und pflanzliche Mittel wie Traumeel-Salbe, Arnika-Salbe, Kytta-Salbe, Dr. Andres Wallwurz-Salbe, Beinwell-Salbe oder alte Hausmittel wie Retterspitz für Umschläge.

Homöopathie: Als homöopathische Globuli ist Arnica D12 oder D30 zu empfehlen.

Schüßler-Salze: Bei Verstauchungen und Prellungen können von den Schüßler-Salzen Nr. 1 Calcium fluoratum D12 und Nr. 3 Ferrum phosphoricum D12 zum Einsatz kommen.

Wichtig: Verwenden Sie keine wärmenden Salben (Bienengift, Cayennepfeffer) nach akuten Traumata, sondern kühlende und abschwellende Mittel.

DAS PECH-SCHEMA

Akute Maßnahmen bei einer Kniegelenksverletzung:

P ause	Abbruch der Tätigkeit und Untersuchung zur Schadensfeststellung
E is	sofortige Kühlung mit Eis, Kältespray oder Icepack: Kompressionsverband mit Eiswasser oder kaltem Wasser anfeuchten, sofern keine offene Wunde besteht
C ompression	Druckverband (normale Bandage) mit mäßiger Spannung anlegen
H ochlagerung	des Kniegelenks, um es ruhigzustellen

WAS DER ARZT MACHT

Bei Beschwerden im Bereich des Kniegelenks und natürlich ganz besonders bei Verletzungen sollten Sie immer einen Facharzt konsultieren. Nur so können notwendige Therapien rechtzeitig in die Wege geleitet werden.

Untersuchung und Diagnose

Der Arzt wird zunächst dem Bericht des Patienten zu dessen Beschwerden aufmerksam lauschen und weitere gezielte Fragen stellen. Die dann folgende Untersuchung mit den Händen ist die wichtigste Untersuchung überhaupt. Je erfahrener der Untersucher, desto besser wird das Ergebnis sein. Es gibt eine Vielzahl von Tests für die Menisken, die Kreuz- und Seitenbänder, die Kapsel- und Weichteilstrukturen. Die hierbei erhobenen Befunde sind Grundlage nachfolgender Therapieentscheidungen. Doch trotz der heute in Deutschland etablierten hochtechnisierten Medizin sind die Hände eines erfahrenen Untersuchers durch nichts zu ersetzen.

Bildgebende Verfahren

Sie werden relativ häufig eingesetzt. Das Ergebnis kann allerdings nicht in allen Fällen die tatsächlichen Beschwerden erklären. Bei einem Knochenbruch oder Bänderriss ist die Lage eindeutig, doch bei Verschleißerscheinungen, Meniskusauffaserungen oder Knorpelveränderungen können Schmerzen von ganz anderer Seite kommen.

Ultraschalluntersuchung: Hierbei können mithilfe von Schallwellen verschiedene Körperstrukturen erkannt und Auffälligkeiten oder Verletzungsmuster festgestellt werden. Nach heutigem Wissen sind die Schallwellen für den menschlichen Körper völlig ungefährlich. Ein großer Vorteil dieser Untersuchung ist die Durchführung von dynamischen Tests: Während der Ultraschalluntersuchung (Sonographie) kann das Kniegelenk bewegt und die Strukturen unter Spannung und Entspannung auf ihre Intaktheit untersucht werden.
Röntgen: Zur Untersuchung knöcherner Verletzungen am Kniegelenk oder zur Feststellung von Kniegelenksverschleißerscheinungen ist die Röntgenuntersuchung noch immer das Mittel der Wahl. Knöcherne Veränderungen werden sehr gut dargestellt.
Computertomographie: Falls insbesondere bei knöchernen Veränderungen genauere Detailinformationen notwendig sind, können fein aufgelöste Schichtaufnahmen mit Röntgenstrahlen, also ein sogenanntes Computertomogramm (CT), angefertigt werden.
Eine Weiterentwicklung dieses Verfahrens ist die dreidimensionale Rekonstruktion. Mit ihrer Hilfe kann zum Beispiel bei komplizierten Brüchen die Planung der durchzuführenden Operation unterstützt werden.
Kernspintomographie: Sie arbeitet ohne Strahlen und kann Weichteilstrukturen (Bänder, Menisken, Knorpel) besonders gut darstellen. Dem Auflösungsvermögen sind aller-

dings noch Grenzen gesetzt. Knöcherne Strukturen bilden sich schlecht ab. Dafür können Verletzungen der Kreuz- und Seitenbänder sowie der Menisken sehr gut beurteilt werden.

Therapieverfahren

Infolge der Leistungskürzungen der Krankenkassen gibt es immer mehr »Einmalangebote«, neudeutsch »quick fix« genannt. Durch eine einmalige Spritze oder Behandlung soll das Kniegelenk wieder fit gemacht werden. Außer bei leichten funktionellen Störungen des Kniegelenks ist dies meist nicht erfolgreich. Unmittelbar einsichtig dürfte für jeden sein, dass ein Muskelaufbau bei muskulärem Ungleichgewicht oder isolierter Muskelschwäche mit Funktionsstörungen des Kniegelenks nicht kurzfristig erreicht werden kann. Wenn dem so wäre, dann wäre eine langjährige Olympiavorbereitung Zeitverschwendung. Auch durchaus gut gemeinte, aber einseitig ausgerichtete Trainingsprogramme schaden dem Kniegelenk. So können muskuläre Ungleichgewichte sogar noch verstärkt werden, was zu einer Schmerzzunahme führt.

Ganzheitliche Betrachtungsweise

Wichtig ist dagegen neben einer umfassenden Untersuchung und Begutachtung des Kniegelenks auch eine eingehende Betrachtung der Lebensumstände des Patienten, um in der Gesamtschau eine für diesen Menschen individuell geeignete Therapie zu finden. Dabei ist in aller Regel ein Ansatz auf mehreren Ebenen (multimodal) und ein interdisziplinärer Therapieansatz notwendig, das heißt, neben der ärztlichen Kunst kommen auch Physiotherapeuten und Sporttherapeuten zum Einsatz, gegebenenfalls auch weitere Disziplinen wie etwa Ernährungsberater, Homöopathen oder Osteopathen.

Die Vorgehensweise ist dabei dreistufig:

› Zunächst erfolgt die ärztliche Versorgung der Funktionsstörung.

› Dann erfolgt begleitend eine physiotherapeutische (krankengymnastische) Behandlung. Die moderne Physiotherapie kann durch verschiedenste Behandlungstechniken auf Lymph-, Nerven-, Gefäß- und Muskelsysteme harmonisierend eingreifen, um gezielt Schmerzen zu lindern und Heilungsprozesse zu beschleunigen.

› Die dritte Stufe beinhaltet eine Muskeltrainings- und Aufbautherapie, um wieder ein normales, physiologisches Bewegungsmuster herzustellen. Ein erfahrener Arzt und Physiotherapeut wird sein Augenmerk hierbei stets auch auf die Nachbargelenke wie Hüft- und Sprunggelenke richten. Das Ineinandergreifen der Muskelschlingen (Seite 33) der hüftumgreifenden Muskulatur, der Unterschenkel- und Fußmuskulatur muss untersucht werden. Gegebenenfalls werden weitere Therapien ins Auge gefasst. Bei Funktionsstörungen des Kniegelenks, das heißt wenn nicht bereits fortgeschrittene Schäden des Kniegelenks zu verzeichnen sind, kann durch ein entsprechendes Muskelaufbauprogramm, das in Eigenregie nach Anleitung fortgeführt wird, eine komplette Wiederherstellung der Kniegelenksfunktion erreicht werden.

Therapien, um eine Operation zu vermeiden

Diese Behandlungsmöglichkeiten werden auch konservative Therapien genannt.

Heilende Hände

Als sehr schonende Verfahren kommen hierbei die Manualtherapie/Chirotherapie und Osteopathie zum Einsatz. Diese Verfahren übt der Arzt ausschließlich durch Einsatz seiner Hände aus. Eine Arthrose lässt sich damit zwar nicht heilen, doch vom Körper fehlerhaft ausgelöste schmerzhafte Schutzreaktionen und Stoffwechselveränderungen sowie funktionelle Störungen des Kniegelenks können sehr gut behoben und die Kniegelenksfunktion verbessert werden.

Manualtherapie/Chirotherapie: Durch spezielle Handgriffe wird die Gewebespannung gezielt beeinflusst. Gelenkblockaden und Muskelverspannungen werden ohne Nebenwirkungen gelöst.

Osteopathie: Durch das Erspüren und Behandeln mit sanften Handgriffen werden schmerzauslösende Gelenk- und Muskelblockaden beseitigt. Darüber hinaus kommen Techniken zum Einsatz, um den Blut- und Lymphfluss zu beeinflussen sowie Band- und Faszienverspannungen (Faszien = Bindegewebsstränge) zu lösen.

Stoffwechselanregende Verfahren

Insbesondere bei Gelenkverschleiß, also der Kniegelenksarthrose, kommen stoffwechselanregende Verfahren in Betracht.

Die Kniegelenksarthrose geht häufig schubweise mit Schmerzen und Schwellungen des Kniegelenks einher. Da das zugrunde liegende Problem ein Ungleichgewicht zwischen Auf- und Abbau der Knorpelsubstanz ist, kann hier bei der Therapie angesetzt werden. Entgegen einem weit verbreiteten Irrtum ist es dabei nicht so, dass irgendwann im Lauf des Lebens einfach kein Knorpel mehr gebildet wird, sondern der Abbau des Knorpels über-

OSTEOPATHISCHE GESICHTSPUNKTE

Viele Ärzte und auch Physiotherapeuten behandeln osteopathisch. Allerdings liegt der Schwerpunkt der schulmedizinischen Diagnose und Therapie auf der wichtigen **Suche nach Strukturveränderungen** der Gewebe. Man sucht nach Verletzungen etwa der Menisken, Bänder, des Knorpels, um diese dann gezielt zu behandeln. **Osteopathen suchen** dagegen durch feines Tasten und Erspüren mehr nach Funktionsstörungen, die zum Beispiel aus kleinen **Gewebeblockaden,** bindegewebigen Verfestigungen, **muskulären Verspannungen,** Veränderungen der Durchblutung und Kompression der Nerven bestehen können. Diese Funktionsstörungen können Fehlspannungen der Muskulatur auslösen, **Schmerzen verursachen** und nach längerer Zeit auch zu Gewebeschäden führen.

wiegt schlicht den Aufbau. Eine Therapie ist also immer sinnvoll.

Akupunktur: Die Akupunktur wurde bereits vor 4000 Jahren in China entwickelt. Dabei werden Nadeln in bestimmte Punkte gestochen, die auf Meridianen (Seite 77) liegen. Auch wenn dieses Verfahren ursprünglich aus der Erfahrung heraus entwickelt wurde, ist seine Wirksamkeit zwischenzeitlich durch eine Vielzahl von Studien gut belegt. Ein Riesenvorteil dieser Therapieform ist, dass es nahezu keine Nebenwirkungen und kaum Gegenanzeigen gibt.

Es gelingt einerseits eine rasche und effektive Schmerzreduktion, andererseits werden der Stoffwechsel der gelenknahen Strukturen angeregt und die Selbstheilungskräfte des Körpers mobilisiert. Durch Anwendung der Akupunktur kann vielfach auf Medikamente mit all ihren Nebenwirkungen und Wechselwirkungen verzichtet werden.

Neuraltherapie: Die Neuraltherapie nach Huneke wurde zu Beginn des 20. Jahrhunderts von den gleichnamigen Brüdern entwickelt. Dabei wird ein Lokalanästhetikum in sogenannte Herde gespritzt. Das heißt, es wird ein Reiz an einem bestimmten Ort im Körper gesetzt, der über nervale Strukturen eine unwillkürliche Reizantwort auslöst. Durch geringe Mengen dieses Therapeutikums sollen die Selbstheilungskräfte angeregt werden. Von den Erfindern der Therapie wurden häufiger sogenannte Sekundenphänomene beschrieben; das heißt, die einmalige Anwendung einer geringen Menge des Therapeutikums hat eine Sofortheilung zur Folge.

Therapien zur Zellneubildung

Knorpelaufbautherapie: Bei Verschleiß des Kniegelenksknorpels steht eine Knorpelaufbautherapie zur Verfügung. Hierbei werden Knorpelgrundsubstanz und Hyaluronsäure ins Kniegelenk injiziert. Dies führt einerseits als Sofortwirkung zu einem verbesserten Gleitverhalten, andererseits wird als Langzeitwirkung das Ungleichgewicht zwischen Knorpelauf- und -abbau positiv beeinflusst. Der Schwerpunkt wird sozusagen in Richtung Knorpelaufbau verschoben.

Sofern noch genügend Knorpelzellen im Kniegelenk vorhanden sind, ist ein therapeutischer Nutzen durch Studien gut belegt. Langfristig kann damit allerdings nach heutigem Wissensstand der weitere Knorpelabbau nicht verhindert werden.

Stoßwellentherapie: Bei bestimmten Kniegelenkserkrankungen kann möglicherweise auch in Kombination mit der eben beschriebenen Knorpelaufbautherapie eine Behandlung mit Stoßwellen sinnvoll sein. Dabei werden hydropneumatisch erzeugte Druckwellen eingesetzt, manchmal auch elektromechanisch erzeugte Druckwellen.

Dieses Verfahren ist bei richtigem Einsatz äußerst nebenwirkungsarm und regt die Zellneubildung an, was in grundlegenden Arbeiten gezeigt werden konnte. Auch ist der Nutzen etwa bei verzögerter Knochenbruchheilung in Studien gut belegt.

Das Verfahren wurde ursprünglich für die Urologie entwickelt, um zum Beispiel Nierensteine zu zertrümmern. Die Orthopädie bedient sich allerdings niederenergetischer Stoßwellen.

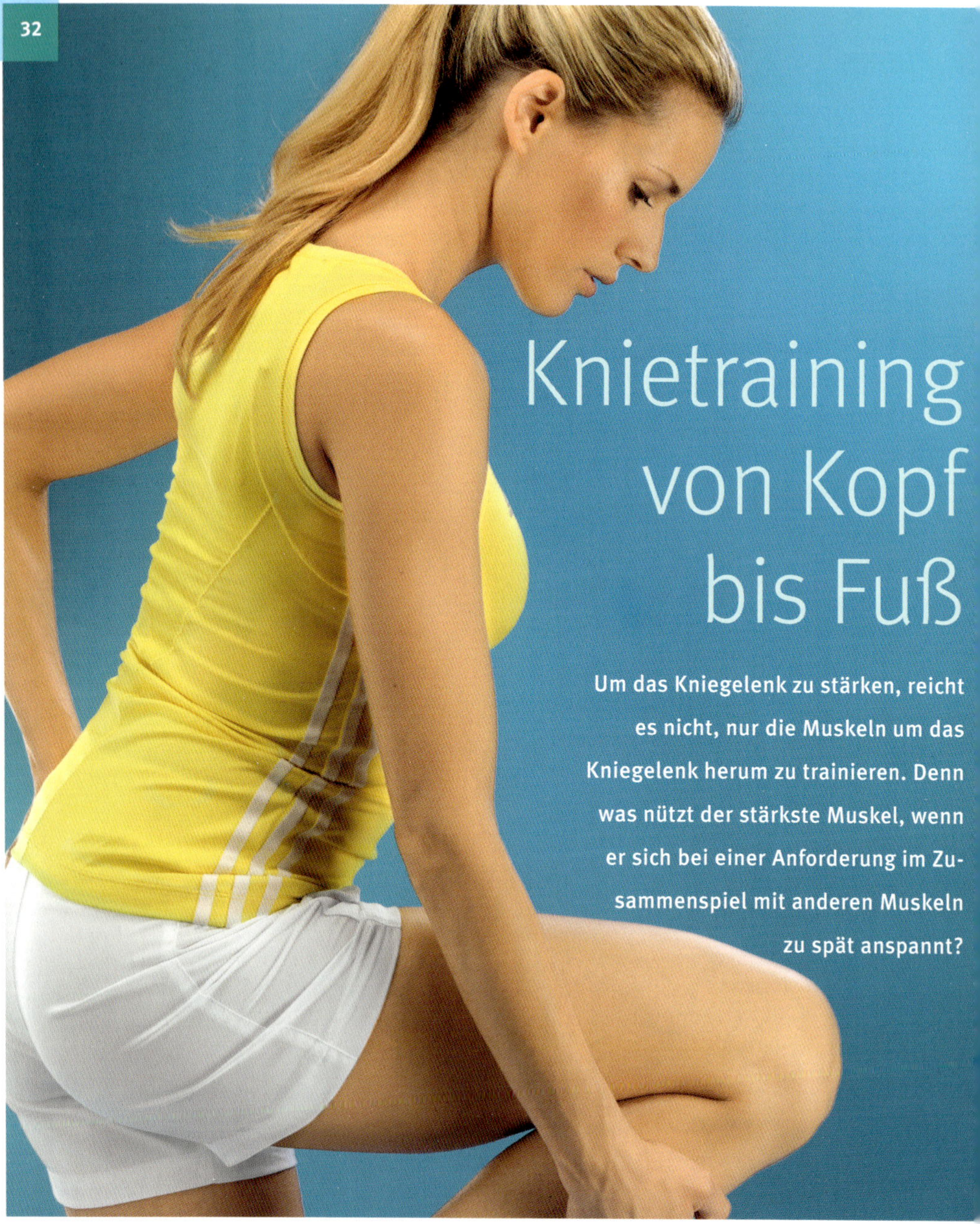

Knietraining von Kopf bis Fuß

Um das Kniegelenk zu stärken, reicht es nicht, nur die Muskeln um das Kniegelenk herum zu trainieren. Denn was nützt der stärkste Muskel, wenn er sich bei einer Anforderung im Zusammenspiel mit anderen Muskeln zu spät anspannt?

GESUNDE KNIEGELENKE

Orthopäden und Osteopathen wissen zwischenzeitlich, dass eine gute Balance- und Koordinationsfähigkeit ein wesentlicher Faktor ist, um Verletzungen und vorzeitigen Gelenkverschleiß zu verhindern.
Unser Körper funktioniert immer als Einheit. Übertragen auf unser Kniegelenk bedeutet das, dass Gehirn, Rumpf-, Knie- und Fußmuskulatur eine Einheit bilden müssen. Das Gehirn ist unter anderem für das Speichern und Steuern der Bewegung zuständig, Rumpf-, Becken- und Fußmuskulatur dienen der Stabilisation oberhalb und unterhalb des Kniegelenks. Doch bereits Schulkinder zeigen bei Untersuchungen deutliche Defizite bei der Körperstabilisierung.

Ohne Muskelschlingen keine Bewegung

Selbst für einfachste Bewegungsabläufe im Alltag und Sport wirkt nie ein Muskel allein. Es muss sich immer eine Gruppe von Muskeln zu sogenannten Muskelschlingen zusammenschließen, um eine bestimmte Bewegung auszuführen. Es gibt eine Vielzahl von Muskelschlingen, da je nach Abschnitt einer bestimmten Bewegung unterschiedliche Schlingen wirksam werden. So gibt es beugende, streckende oder drehende Muskelschlingen. Ein Beispiel einer Muskelschlinge, die nötig ist, damit wir unseren Fuß aufsetzen können, sehen Sie auf Seite 34.

Gerade unser Kniegelenk wird von mehreren wichtigen Muskelschlingen unterstützt. Wurde in früheren Zeiten der Muskel eher isoliert betrachtet, so werden heutzutage der Stellenwert der Dynamik und damit das Verhalten der Muskeln unter Bewegungsbedingungen betont. Osteopathen legen schon seit langem besonderen Wert auf die Behandlung der Muskelschlingen, da kleine Blockaden im Bereich der Muskeln und des Bindegewebes das Bewegungsverhalten eines Gelenks wie zum Beispiel des Kniegelenks verändern und somit Schmerzen auslösen können.

Das Kniegelenk – ein Balancekünstler

Haben Sie sich schon einmal vor Augen geführt, welche Anforderungen an das Kniegelenk beim Gehen gestellt werden? Dabei lastet das gesamte Körpergewicht mal auf dem rechten, mal auf dem linken Bein. Und das belastete Bein muss dieses Gewicht ständig ausbalancieren.
Zusätzlich wird das Kniegelenk bei jedem Schritt abwechselnd gebeugt und gestreckt. Und wenn wir die Richtung wechseln, kommen noch Drehbewegungen hinzu. Ohne Einbindung der Kniegelenksmuskulatur in Muskelschlingen, die von Kopf bis Fuß reichen, würden wir wackeln, schwanken oder gar umfallen. Das Gehen, das wir für selbstverständlich erachten, ist ein feinst ausgeklügeltes Koordinations- und Balancesystem, das ständig trainiert werden muss.

Beim Gehen wird zwischen Standbein- (Stütz-/Abstemmphase) und Spielbeinphase (Schwungphase) unterschieden. Während die Standbeinphase eine stabilisierende Phase darstellt, ist die Spielbeinphase durch Dynamik gekennzeichnet.

»Wer hohe Türme bauen will, muss lange am Fundament verweilen«

Eigentlich wissen wir alle, dass ein gutes Fundament das A und O ist. Egal, ob man ein Haus baut, eine neue Sprache erlernt oder kommuniziert. Nur bei unserem Körper halten wir uns nicht an diese altbekannte Weisheit. Oder würden Sie sich zuerst mit dem Aufbau Ihres Fußgewölbes auseinandersetzen, wenn Sie sich dem Knie widmen möchten? Höchstwahrscheinlich nicht.
Das wollen wir jetzt tun. Der Fuß ist ein mobiler »Stoßdämpfer« und ein rigider »Abstoßhebel«. Er verringert bei intaktem Gewölbe die Hebelkräfte, die nach oben in Richtung Knie, Hüfte und Wirbelsäule wirken, und hält mit der Rumpf-, Hüft- und Kniemuskulatur unser Kniegelenk stabil in seiner Achse.
Aus diesem Grund werden wir uns im Übungsteil ab Seite 54 mit der korrekten Trainingsachse beschäftigen und bei den Übungen alle Muskeln ansprechen, die zu diesen Muskelschlingen gehören.

Training mit Köpfchen

Eine Möglichkeit, um Ziele im Leben noch besser zu erreichen, ist, sie zu visualisieren und mit positiven Emotionen zu unterlegen. Im Leistungssport wird mit diesen Techniken schon seit Jahren erfolgreich gearbeitet. Sie machen den Unterschied zwischen Erfolg und Misserfolg, zwischen erstem und zweitem Platz. Andrew Agassi, einer der erfolgreichsten Tennisspieler der Welt, sagte einmal: »Ich habe Wimbledon 10.000-mal im Kopf gewon-

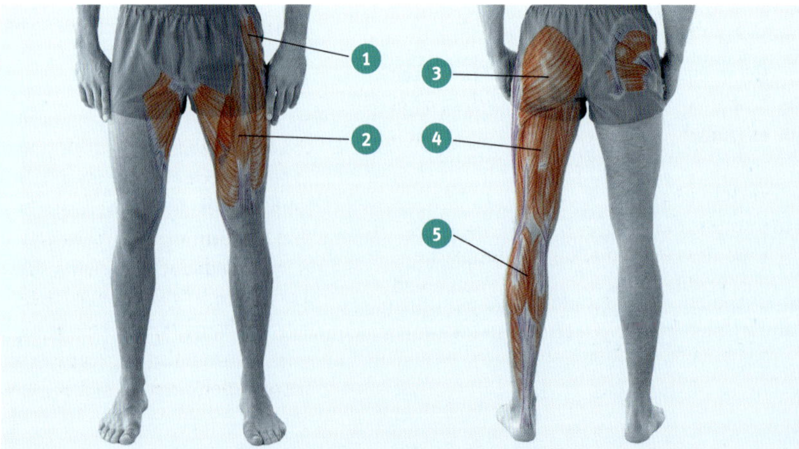

Muskelschlinge, die beim Aufsetzen des Fußes tätig wird:
1 = Spanner der Oberschenkelfaszie;
2 = Quadrizeps;
3 = Großer Gesäßmuskel;
4 = Musculus semitendinosus;
5 = Wadenmuskel

nen.« Der Sieg, den er sich zunächst nur vorstellte, wurde 1992 tatsächlich Realität.

Ein Gedanke – große Wirkung

Auf den englischen Naturwissenschaftler William B. Carpenter (1813–1885) geht der »Carpenter-Effekt« zurück. Er bezeichnet den Sachverhalt, dass das Sehen oder Sichvorstellen einer Bewegung die Tendenz zur Ausführung eben dieser Bewegung auslöst.
Eine Studie aus dem Jahr 2004 von Forschern der Cleveland Clinic Foundation, Ohio, zeigte es noch deutlicher. Über die bloße Vorstellungskraft gelang es, den Bizeps (Armbeuger) wachsen zu lassen. Über zwei Wochen ließen die Forscher Versuchspersonen ein mentales Muskeltraining durchführen. Das Ergebnis: im Schnitt 13 Prozent mehr Muskelkraft. »Gedanken lassen Muskeln wachsen!«

BEWEGUNG BEGINNT IM KOPF!

Nehmen Sie sich ein paar Minuten Auszeit (Ruhe) und stellen Sie sich ein schmerzfreies, stabiles und bewegliches Kniegelenk vor. Versuchen Sie, dies auch mit Ihrem »inneren Auge« zu spüren!
Gehen Sie nun gedanklich in eine alltägliche Situation, zum Beispiel Treppensteigen, Laufen, Wandern oder Ähnliches, und fühlen Sie, um wie viel besser Sie diese bewerkstelligen können.

Aus Negativ wird Positiv

Wieso sind positive Emotionen und Gedanken für unsere Genesung so wichtig? Unser emotionales Zentrum befindet sich im limbischen System, einer Funktionseinheit des Gehirns. Es verknüpft menschliche Empfindungen wie Wut, Angst und Freude mit körperlichen Funktionen und Prozessen innerhalb der Zelle. Redewendungen wie »Mir stockt der Atem« stehen für Emotionen, die körperliche Beschwerden auslösen.
Wenn negative Emotionen Beschwerden auslösen können, dann müssten doch auch positive Emotionen unseren Gesundheitszustand verbessern können?
Das stimmt. Jeder von uns ist in der Lage, durch positives Denken dem eigenen System zu einer gesteigerten Mikrozirkulation in den Zellen, zu einer verbesserten Sauerstoff- und Nährstoffversorgung zu verhelfen. Auf Dauer können wir dadurch eine Verbesserung der Muskel- und Gelenkdurchblutung erreichen, wir dämpfen das Schmerzsystem und lösen verkrampfte schmerzende Strukturen.

Bewegung neu lernen

Die Praxis zeigt, dass äußere Einflüsse, Verletzungen, Bequemlichkeit und Schonhaltung einen hohen Stellenwert in der fehlerhaften Speicherung von Bewegungen einnehmen. Wie kann das sein? Unser Gehirn schwindelt uns die Richtigkeit einer Bewegung oder unserer Haltung vor. Wurde nicht jeder von uns schon einmal darauf hingewiesen, sich gerade hinzustellen oder zu setzen, obwohl wir der

Meinung waren, es doch korrekt zu tun? Unser eigener Körper spielt uns einen Streich, er gibt uns innerlich das Gefühl von perfekter Bewegung und Haltung, die äußerlich aber nicht vorhanden ist. Das Wahrnehmen dieser fehlerhaften Bewegungsabläufe ist der erste große Schritt zur erfolgreichen Veränderung. Arbeiten Sie wie ein Detektiv, und decken Sie nach und nach den Schwindel auf!

Falsche Muster zurücklassen

Bevor Sie also mit Übungen starten, sollten Sie sich mit Ihrer inneren und äußeren Bewegung auseinandersetzen. Üben Sie in der ersten Zeit konsequent vor dem Spiegel. Mit der visuellen Kontrolle erleichtern und beschleunigen Sie den Umlern-Prozess. Dadurch löschen Sie die alten Daten Ihrer »Bewegungsfestplatte« und bespielen sie mit den richtigen Bewegungsabläufen neu.
Ganz wichtig: Haben Sie Geduld! Bis zu tausend Wiederholungen sind zum dauerhaften Abspeichern notwendig. Wenn man bedenkt, dass wir im Durchschnitt bis zu zweitausend Schritte pro Tag gehen, kann dies doch relativ schnell geschehen, oder?

MENTALES TRAINING WIE EIN SPORTLER

Nutzen Sie die Techniken, die gerade von Profisportlern verwendet werden. Die Handlung wird nicht aktiv durchgeführt, sondern nur im Kopf immer wieder Schritt für Schritt durchgegangen, sich bewusst gemacht.
Der Sportler macht sich dabei drei Trainingstechniken zunutze:

1. Das Vorsagen der Bewegung

Der Sportler sagt sich den Bewegungsablauf im Selbstgespräch immer wieder vor (subvokales Training). Diese Technik eignet sich hervorragend für den Einstieg in das Mentale Training.

2. Beobachten der eigenen Bewegung

Diese Technik nennt man verdecktes Wahrnehmungstraining. Sie erfordert schon mehr Vorstellungskraft. Der Sportler beobachtet sich selbst, sozusagen als Außenstehender, wie er diese Bewegung ausführt, und kann so vor seinem inneren Auge die Bewegungsabläufe sehen. Er stellt sich also einen Videofilm seiner eigenen Bewegungen vor.

3. Inneres Wahrnehmen der Bewegung

Nach dem äußeren Beobachten der eigenen Bewegung wechselt der Sportler zur Technik des ideomotorischen Trainings, das heißt in die Innenperspektive seiner Bewegung. Er versucht, sich in seinen eigenen Körper hineinzuversetzen und sich die inneren Bewegungsabläufe vorzustellen.

GESUNDHEIT SELBST IN DIE HAND NEHMEN

Gehen wir zumeist nicht erst dann zum Arzt oder Therapeuten, wenn unsere Beschwerden unerträglich sind? Dabei ist gerade in der Phase mit geringen Problemen oder, ganz ideal, ohne jegliche Probleme das größte Potenzial vorhanden, um Erkrankungen zu vermeiden. Der Körper kann sehr leicht wieder ins Gleichgewicht gebracht werden.
Häufig sind es nur viele kleine »Fehler«, die sich eingeschlichen haben, die sich jedoch über einen längeren Zeitraum summieren und potenzieren. Eine gezielte Untersuchung des Kniegelenks durch den Arzt kombiniert mit einer Bewegungsanalyse kann schon im Vorfeld Schlimmeres verhindern.

Leitfaden zum bestmöglichen Training

Wir haben sechs Punkte formuliert für die folgenden Übungen. Warum sind diese so wichtig? Weil es entscheidend ist, die Übungen in die alltäglichen Bewegungen des Kniegelenks zu integrieren. Die besttrainierte Muskulatur bringt nichts, wenn sie sich in den entscheidenden Momenten nicht richtig anspannt. Jeder Lernprozess startet mit bewussten Vorgängen, die allmählich automatisch durchgeführt werden. Es ist wie beim Autofahren: Durch Übung denken wir über viele Details wie Schalten, Bremsen, Kuppeln nicht mehr nach, sie geschehen reflexartig. Entsprechend schwierig ist es, wenn in Fleisch und Blut übergegangene falsche Bewegungsmuster durch neue ersetzt werden sollen. Erst durch vielfache Wiederholung stellen sich Automatismen ein und ersetzen Bewusstes durch Unbewusstes. Genau das ist das Ziel.

1. Formulieren Sie Ihre Ziele so genau wie möglich (am besten schriftlich). Zum Beispiel: »Ich möchte wieder schmerzfrei gehen können, ich möchte ein stabiles Kniegelenk haben.«
2. Fühlen Sie in sich hinein und spüren Sie Ihr Gewebe. Konzentrieren Sie sich wirklich auf die Übungen. Führen Sie diese nicht nebenbei beim Fernsehen, bei Unterhaltungen oder anderen Ablenkungen aus.
3. Trainieren Sie zuerst vor dem Spiegel oder mit dem Partner. Sie sollen Bewegungen neu lernen und falsche Muster verlassen.
4. Denken Sie immer wieder an die Übung »Kurzer Fuß« (Seite 58), eine wichtige Basisübung. Diese können Sie überall durchführen. Ideal wäre, die Fußmuskulatur jede Stunde mehrmals hintereinander anzuspannen.
5. Balancieren Sie sich als Übung immer wieder auf einem Bein aus. Kann man nicht oft genug machen.
6. Halten Sie sich zumindest am Anfang an die Vorgaben des KIP-Trainings ab Seite 54. Die Übungen sollten gemeinsam durchgeführt werden, da sie aufeinander aufbauen.

ES WIRD ERNST – IHR TEST

Perfektes Training bedeutet individuelles Training. Nur durch eine Bestimmung des aktuellen Status können Sie gezielt trainieren. Überforderung wie auch Unterforderung behindern den Trainingsfortschritt. Bewerten Sie sich deshalb ehrlich und objektiv. Bitte beachten Sie zu Beginn auch die Sicherheitsfragen unten.

Sie haben alle Sicherheitsfragen mit »Nein« beantwortet? Perfekt, dann kann der Test (ab Seite 40) beginnen. Dabei prüfen Sie Ihr Kniegelenk in den Bereichen Beweglichkeit, Kraft und Koordination.

Aber Vorsicht, kein falscher Ehrgeiz! Versuchen Sie an Ihre Grenze zu gehen, ohne diese jedoch zu überschreiten.

Das brauchen Sie für den Test: Legen Sie sich ein Blatt Papier, einen Stift, eine Stange oder einen Besenstiel, ein Stück Schnur und einen Klebestreifen bereit. Sie erhalten für jeden Einzeltest einen Punktwert, den Sie bitte bei jedem Testdurchgang notieren.

SECHS SICHERHEITSFRAGEN

Bevor Sie mit dem eigentlichen Testprogramm starten, gehen Sie bitte diese Checkliste durch.

	Ja	Nein
1. Haben Sie einen Dauerschmerz im Kniegelenk, unabhängig von Ruhe oder Belastung?	☐	☐
2. Schmerzt Ihr Knie beim Beugen oder Strecken?	☐	☐
3. Ist das Kniegelenk geschwollen, gerötet oder erwärmt?	☐	☐
4. Nehmen Sie eine leichte Schrittstellung ein und beugen Sie das vordere Kniegelenk leicht. Dabei verlagern Sie das Körpergewicht zu zwei Dritteln auf das vordere Bein. Treten dabei Schmerzen auf?	☐	☐
5. Besteht um die Kniescheibe herum eine Schwellung ?	☐	☐
6. Testung der Kniescheibenbeweglichkeit: Legen Sie im Sitzen ein Bein auf einem anderen Stuhl ab. Dann umfassen Sie mit der gleichseitigen Hand im Daumen-Zeigefinger-Griff die Kniescheibe und bewegen sie leicht nach links und rechts. Ist die Kniescheibe fest und nur eingeschränkt beweglich?	☐	☐

Haben Sie mindestens eine Frage mit »Ja« beantwortet, dann lassen Sie sich vor dem Test bitte von Ihrem Arzt untersuchen!

Bevor Sie loslegen: Unten finden Sie ein spezielles »Warm-up«-Programm für das Kniegelenk. Bitte führen Sie es vor Beginn des Tests und später vor jedem Training durch.

Das Warm-up

Damit bringen Sie Muskeln, Sehnen und Bänder auf »Betriebstemperatur«. Und Sie bereiten sich mental auf die bevorstehenden Übungen vor.

- › Führen Sie es vor Beginn des Tests und vor jedem Training aus.
- › Führen Sie jede Übung ca. 30 Sekunden lang durch.
- › Passen Sie die Frequenz der Schritte Ihrem Trainingsstand an.

Auf der Stelle laufen

Laufen Sie auf der Stelle.

→ Steigern Sie gegen Ende der Übung die Geschwindigkeit.

❶ Skipping auf der Stelle

Sie laufen auf der Stelle.

→ Ziehen Sie dabei die Knie so hoch wie möglich, am besten bis in Hüfthöhe (Skipping).

❷ Skipping rückwärts

→ Stellen Sie sich aufrecht hin.

→ Legen Sie Ihre Hände mit den Handflächen auf Ihr Gesäß, die Handrücken zeigen nach hinten.

→ Versuchen Sie nun, mit den Fersen die Hände zu treffen, indem Sie Ihre Füße abwechselnd Richtung Gesäß führen.

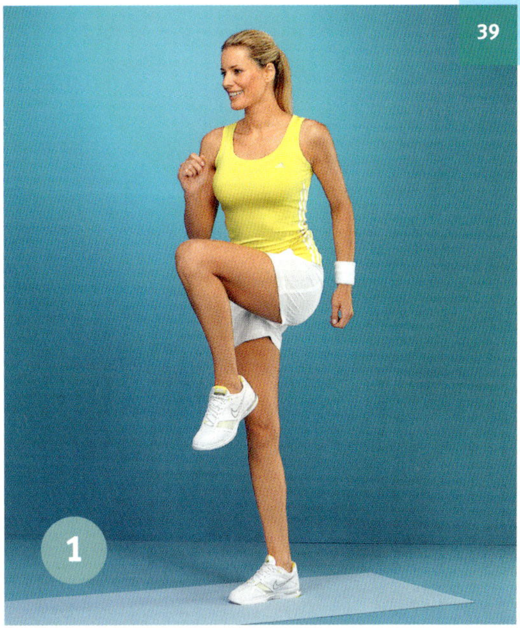

1

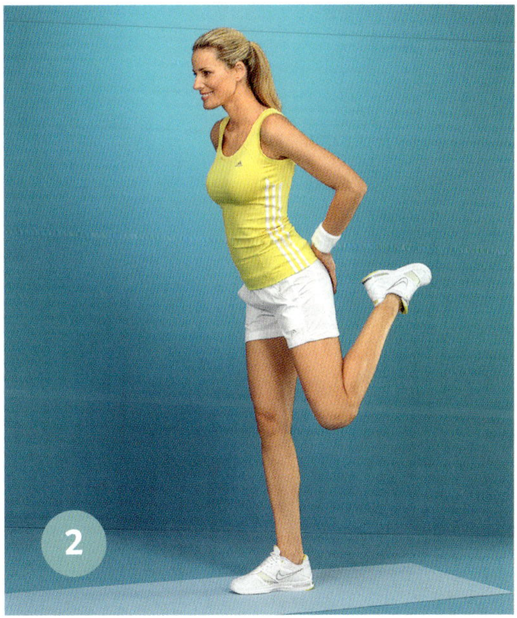

2

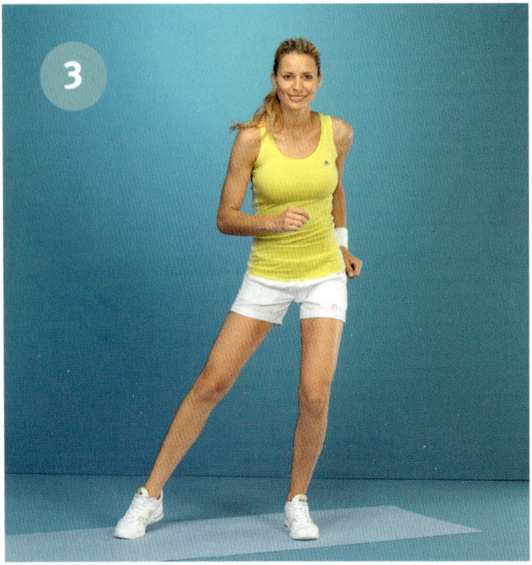

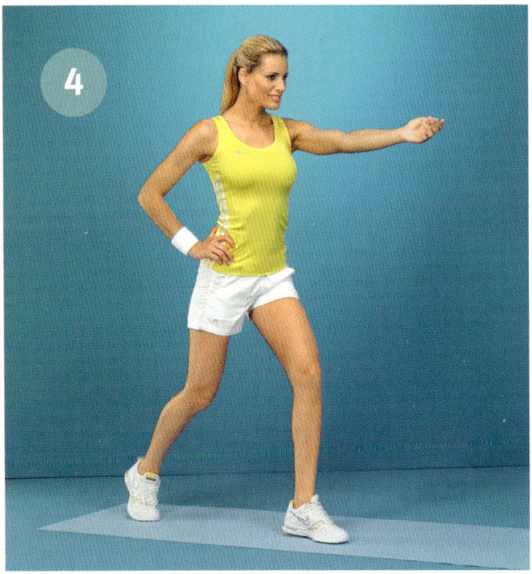

❸ Boxerschritt seitwärts

Stellen Sie sich aufrecht hin.

➔ Tänzeln Sie nun wie ein Boxer seitwärts, indem Sie vom rechten auf das linke Bein hüpfen und wieder zurück. Gehen Sie dabei leicht ins Knie.

❹ Fechterschritt

➔ Nehmen Sie den Fechterschritt ein, indem Sie einen Ausfallschritt nach vorn machen.

➔ Federn Sie abwechselnd mit dem rechten, dann mit dem linken Bein, indem Sie das Körpergewicht jeweils möglichst weit mit einem Ausfallschritt auf das vordere Bein verlagern. Der jeweilige Arm schwingt mit vor. Zum Abschluss jeder Übung lockern Sie sich noch einmal kurz, indem Sie auf einem Bein stehend jeweils das andere Bein ausschütteln.

Testung der Beweglichkeit

Dabei werden Beugung, Streckung und Drehfähigkeit getestet.
Der Test ist für eine Seite angegeben. Führen Sie ihn aber für jedes Kniegelenk durch.

❶ Bewegungstest Beugung

Sie stehen rechts neben einem Hocker.

➔ Stellen Sie das linke Bein im Kniegelenk angewinkelt auf den Hocker. Hüfte und Rumpf sollten so weit wie möglich aufgerichtet sein.

➔ Fassen Sie wenn möglich Ihren Fußknöchel mit der linken Hand und ziehen Sie die Ferse langsam Richtung Gesäß.

➔ Sobald Sie ein deutliches Ziehen oder Schmerzen im Oberschenkel spüren, stoppen.

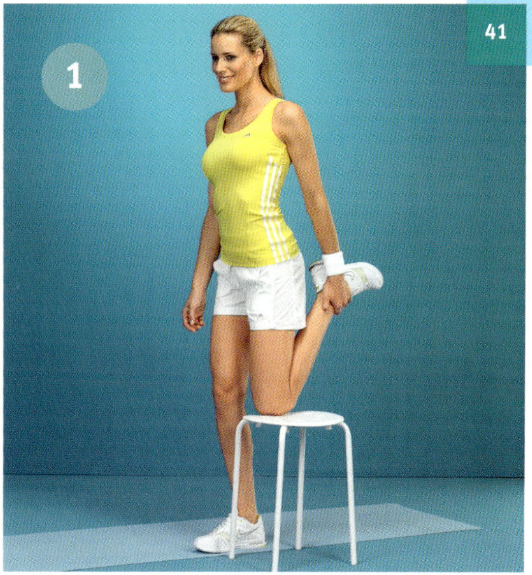

Auswertung (Winkel zwischen Oberschenkel und Unterschenkel):

90° oder schlechter	1 Punkt
ab 90° bis 120°	2 Punkte
ab 120°	3 Punkte

❷ Bewegungstest Streckung

Sie sitzen auf dem Boden. Das rechte Bein ist leicht aufgestellt zur Stabilisierung. Der Oberkörper ist aufrecht.

→ Strecken Sie das zu testende linke Bein im Knie maximal durch.

→ Versuchen Sie nun, die Faust oder Handfläche unter das Knie zu schieben, wobei dieses so weit wie möglich gestreckt bleibt.

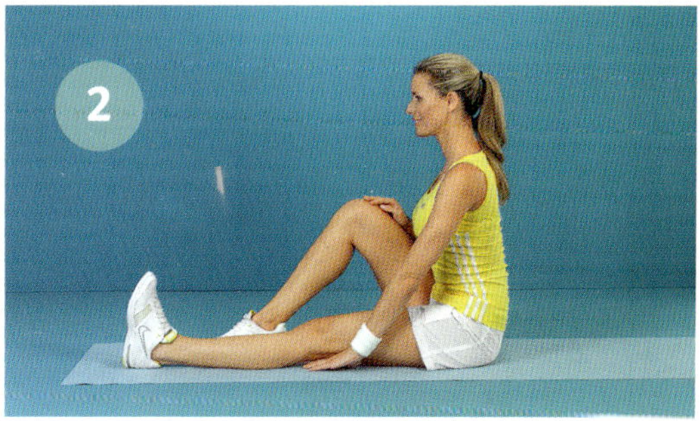

Auswertung:

Die Faust passt unter das Knie	1 Punkt
Die Handfläche passt darunter	2 Punkte
Die Handfläche passt nicht unter das Knie, da es vollständig gestreckt ist	3 Punkte

❸ Bewegungstest Rotation

Sie sitzen so vor einem Tisch, dass der linke Fuß vor dem Tischbein auf dem Boden steht.

→ Ziehen Sie Ihre linke Fußspitze maximal nach oben, die Ferse bleibt auf dem Boden.

→ Drehen Sie den Fuß nach außen und beobachten Sie, wie weit Sie die Fußspitze an der Kante vorbeibewegen können.

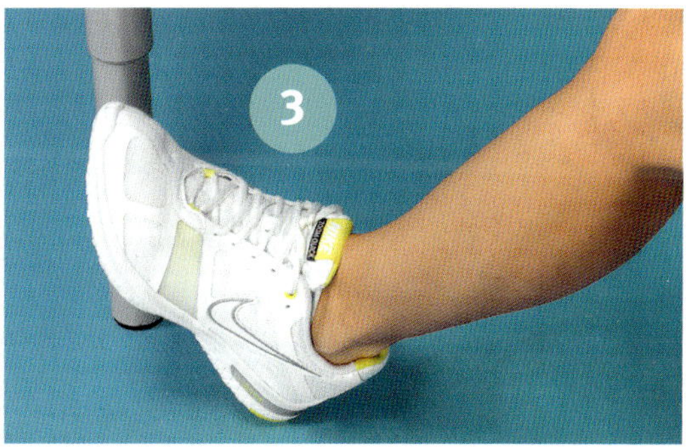

Auswertung:

Weniger als halber Fuß vorbei	1 Punkt
Halber Fuß vorbei	2 Punkte
Ganzer Fuß vorbei	3 Punkte

Testung der Kraft und Balance

Für die Stabilität des Kniegelenks sind Muskelkraft und Koordination wichtig. Jede der folgenden Übungen beinhaltet jeweils Anteile aus Kraft, Ausdauer und Balance.

Himmelsgruß

Legen Sie sich auf den Rücken, die Beine sind angestellt. Die Fußsohlen haben Kontakt mit dem Boden, die Arme liegen neben dem Körper, die Handflächen zeigen zum Boden. Halten Sie jede Stufe fünf Sekunden.

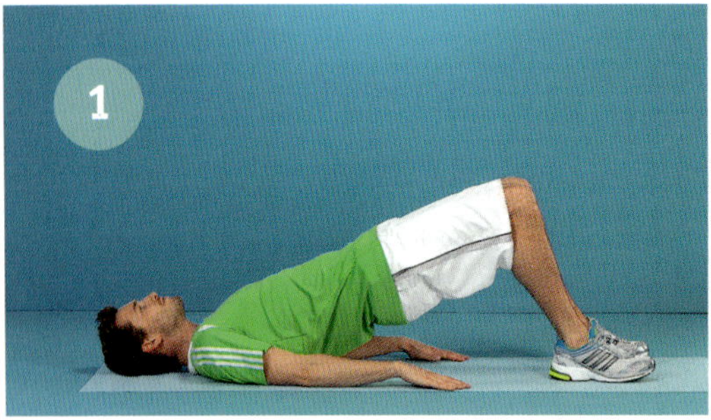

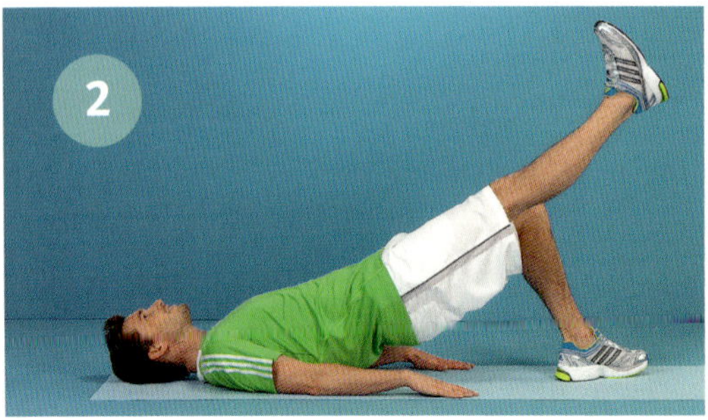

Auswertung:

❶ Stufe 1: Die Arme liegen auf dem Boden, Becken anheben	1 Punkt
Stufe 2: Die Arme liegen auf dem Boden, Becken anheben; Sie sind etwas unsicher	3 Punkte
Stufe 3: Die Arme liegen auf dem Boden, Becken anheben; Sie führen die Übung sicher und stabil aus	5 Punkte
❷ Stufe 4: Die Arme liegen auf dem Boden, Becken anheben, ein Bein vom Boden abheben	10 Punkte
Stufe 5: Die Arme liegen auf dem Boden; Becken anheben, dabei in schneller Folge abwechselnd die Beine vom Boden abheben	20 Punkte

❸ Flamingo

Vorbereitung: Befestigen Sie ein etwa 30 Zentimeter langes Stück Schnur mit Klebestreifen an der Kniescheibenspitze (höchster Punkt des oberen Randes). Sie soll frei über dem Fuß baumeln.

→ Stellen Sie sich aufrecht hin, die Beine stehen etwa schulterbreit auseinander.

→ Nun machen Sie mit dem linken Bein einen Schritt nach vorn, beide Fußspitzen zeigen nach vorn.

→ Verlagern Sie durch Beugen des vorderen Kniegelenks das Körpergewicht nach vorn, bis der Faden über der Fußspitze zwischen Großzehe und zweiter Zehe hängt. Der Faden sollte nur leicht wackeln.

Halten Sie jede Stufe fünf Sekunden.

Auswertung:

Stufe 1: Die Ferse des hinteren Beins behält Bodenkontakt	1 Punkt
Stufe 2: Die Ferse des hinteren Beins wird leicht vom Boden abgehoben	3 Punkte
Stufe 3: Die Ferse des hinteren Beins wird ganz vom Boden abgehoben, nur die Fußspitze hat noch Bodenkontakt	5 Punkte
Stufe 4: Das hintere Bein wird ganz vom Boden gelöst und das Körpergewicht nur vom vorderen Fuß ausbalanciert	10 Punkte
Stufe 5: Wie Stufe 4, aber sicherer und stabiler Stand, der Faden schlägt maximal 1 cm aus	20 Punkte

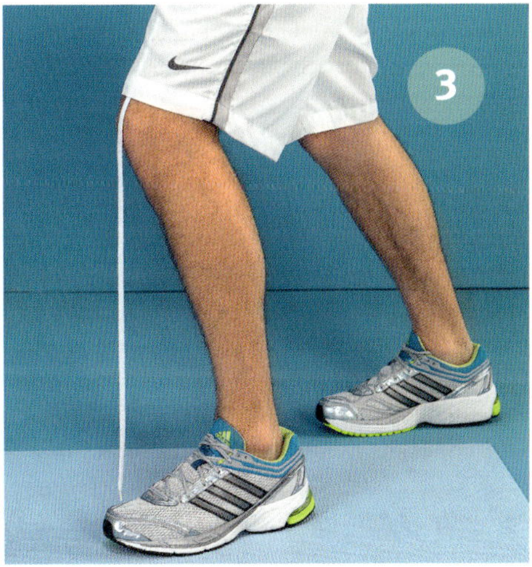

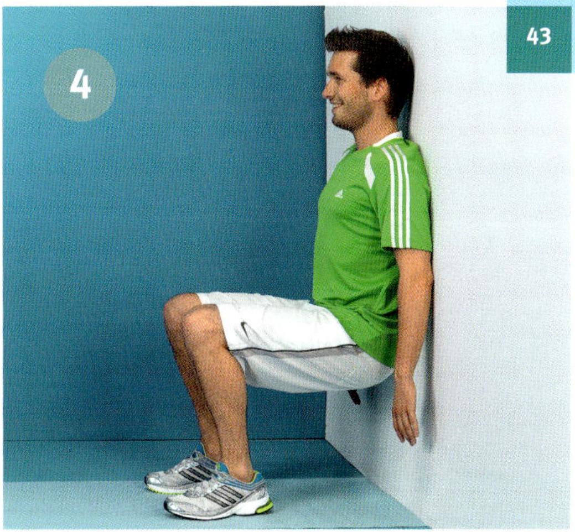

❹ Himmelsbrücke

Stellen Sie sich mit geradem Rücken an eine Wand und drücken Sie sich daran an.

➔ Rutschen Sie so weit nach unten, bis die Hüftgelenke und die Kniegelenke im Idealfall einen Winkel von 90° aufweisen.

➔ Die Füße stehen dabei hüftbreit auseinander, die Knie weisen leicht nach außen, damit Sie einen leichten Druck Richtung Rücken aufbauen können.

Auswertung:

Stufe 1: Sie schaffen die Position nicht und/oder haben einen größeren Winkel als 90°	1 Punkt
Stufe 2: Sie halten die Position mit 90° nur ganz kurzfristig	3 Punkte
Stufe 3: Sie halten die Position mit 90° 4 bis 5 Sekunden	5 Punkte
Stufe 4: Sie halten die Position mit 90° 6 bis 10 Sekunden	10 Punkte
Stufe 5: Sie halten die Position mit 90° länger als 10 Sekunden	20 Punkte

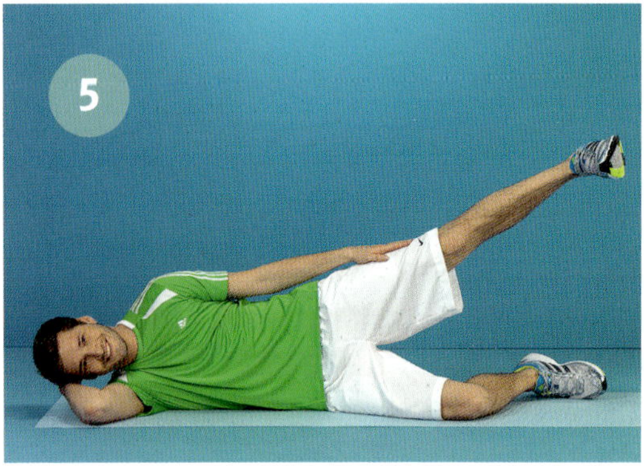

❺ Knieschere

Sie liegen auf der Seite. Den Kopf betten Sie auf dem unteren Arm oder einem Kissen.

→ Beugen Sie das unten liegende Bein leicht an, um Ihre Lage zu stabilisieren.

→ Strecken Sie das oben liegende Bein aus, dann ziehen Sie die Fußspitze Richtung Kniegelenk.

→ Führen Sie das ganze Bein etwas nach hinten, um das Hüftgelenk nach hinten leicht zu öffnen. Den oberen Beckenkamm schieben Sie etwas nach vorn und stabilisieren ihn in dieser Position, indem Sie Ihre Bauchmuskulatur anspannen.

→ Eine zweite Person stellt einen Besenstiel oder eine Stange an die beiden vorderen Beckenknochen, die in einer Linie verbleiben sollen. Der Rücken bleibt gerade.

→ Ist Ihre Position korrekt, heben Sie das obere Bein langsam und kontrolliert an. Die Fußspitze muss dabei leicht Richtung Boden zeigen, das heißt, Sie machen mit dem Bein eine leichte Einwärtsdrehung (Innenrotation) im Hüftgelenk. Bitte nicht den Fuß Richtung Decke in die Außenrotation führen! Anschließend senken Sie den Fuß wieder langsam und kontrolliert.

Auswertung:

Stufe 1: 1 Durchlauf bei korrekter Position	1 Punkt
Stufe 2: 5 bis 7 Durchläufe, ohne das Bein abzulegen	3 Punkte
Stufe 3: 8 bis 11 Durchläufe, ohne das Bein abzulegen	5 Punkte
Stufe 4: 12 bis 19 Durchläufe, ohne das Bein abzulegen	10 Punkte
Stufe 5: 20 und mehr Durchläufe, ohne das Bein abzulegen	20 Punkte

Wichtig: Achten Sie während der gesamten Übung auf die korrekte Seitenlage und die Anspannung der Bauchmuskulatur. Besonders bei Ermüdung neigt man dazu, das Becken nach hinten, weg vom Besenstiel, »fallen« zu lassen.

❻ Kraftquellstütz

Ausgangsstellung: Begeben Sie sich auf alle viere (Hand- und Kniestütz). Die Arme sind ausgestreckt unter den Schultern, die Knie befinden sich auf Höhe der Hüften. Gegebenenfalls legen Sie unter die Knie ein Kissen.

→ Machen Sie den unteren Rücken (Lendenwirbelsäule) rund und drücken ihn in Richtung Decke hoch.

→ Spannen Sie die Bauchmuskeln an, um diese Position gut zu stabilisieren.

➔ Heben Sie dann beide Knie ca. fünf bis zehn Zentimeter von der Unterlage ab, dabei zeigen die Kniescheiben leicht nach außen. Sie stehen auf den Zehen.
Achtung: Die Kniegelenke auf keinen Fall nach innen, also zur Mitte ziehen!

Auswertung:

Stufe 1: Sie schaffen es einmal	1 Punkt
Stufe 2: Wie Stufe 1, doch nach dem Anheben der Kniegelenke senken Sie diese wieder langsam ab, ohne den Boden zu berühren, und heben sie dann wieder 5–10 cm an. Sie schaffen diesen Durchgang 3- bis 4-mal	3 Punkte
Stufe 3: Sie schaffen Stufe 2 5- bis 8-mal	5 Punkte
Stufe 4: Sie schaffen Stufe 2 9- bis 12-mal	10 Punkte
Stufe 5: Sie schaffen Stufe 2 öfter als 12-mal	20 Punkte

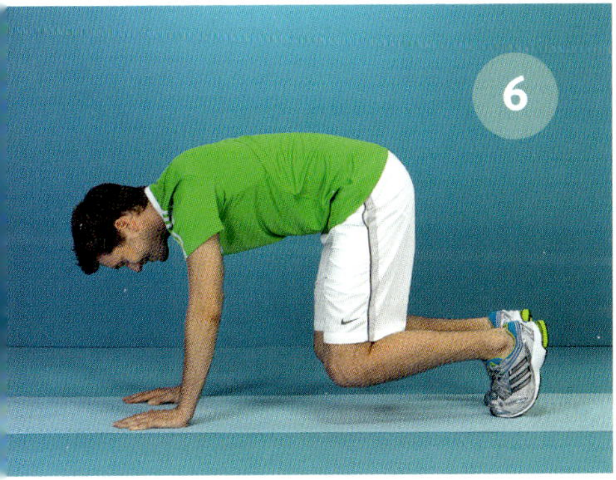

AUSWERTUNG DES TESTS

Sie haben jede Übung konzentriert und richtig ausgeführt? Und notiert, wie viele Punkte Sie jeweils mit jedem Knie erreicht haben? Schaffen Sie eine Übung nicht mit beiden Kniegelenken, dann erhalten Sie dafür keine Punkte.

Dann zählen Sie jetzt Ihre Punkte zusammen.

› Bewegungstest Beugung	___ Punkte
› Bewegungstest Streckung	___ Punkte
› Bewegungstest Rotation	___ Punkte
› Himmelsgruß	___ Punkte
› Flamingo	___ Punkte
› Himmelsbrücke	___ Punkte
› Knieschere	___ Punkte
› Kraftquellstütz	___ Punkte
Gesamtzahl	___ **Punkte**

AUSWERTUNG

› bis 50 Punkte	Bronze
› 51 bis 99 Punkte	Silber
› ab 100 Punkte	Gold

So geht es weiter:
Sie haben das Testprogramm erfolgreich absolviert und sind auf dem Treppchen gelandet.

Welcher »Metall-Typ« sind Sie? Danach richtet sich das ab Seite 54 folgende KIP-Training, das Kniegelenk-Intensiv-Programm.

Dehnung für Beweglichkeit

Doch bevor wir nun in das KIP-Training, das Knie-Intensiv-Programm, einsteigen, müssen wir uns noch mit dem Thema Beweglichkeit befassen.
Sollten Sie während des Tests gespürt haben, dass es hier Einschränkungen gibt, etwa weil es in den Muskeln der Beine gezogen hat, dann raten wir Ihnen, die folgenden Dehnungsübungen durchzuführen, auch unabhängig von den Übungen. Selbst bei guter Beweglichkeit ist ein Dehnprogramm von Vorteil. Denn durch das Dehnen wird die Flexibilität der Muskeln gesteigert, sie sind dadurch weniger verletzungsanfällig.
Hinweis: Dehnen Sie erst nach dem Training. Das heißt, Sie absolvieren die Übungen des jeweiligen Programms und schließen daran die Dehnungsübungen zur Beweglichkeit an.

WICHTIGE DEHNREGELN

- **Dehnen Sie sich erst nach dem Übungsteil, nicht vorher.**
- Halten Sie die Dehnung für 10 Sekunden.
- Führen Sie je Dehnungsübung insgesamt 3 Wiederholungen durch.
- Dehnen Sie sich **möglichst regelmäßig** – am besten 2- bis 3-mal pro Woche.
- Führen Sie die Dehnungsübungen auch bei guter Beweglichkeit durch.

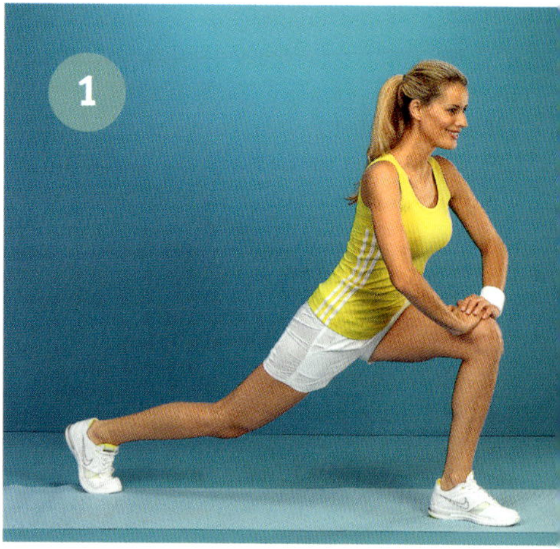

Dehnung der Vorderseite

Die folgenden vier Übungen verbessern die Dehnfähigkeit der Oberschenkelvorderseite. Eine Verkürzung dieser Muskulatur erhöht den Anpressdruck der Kniescheibe und kann Knieschmerzen auslösen.

1 Im Ausfallschritt auf dem Boden knien

Diese Dehnung spricht besonders den oberen Anteil des Quadrizeps (der mächtige Muskel an der Oberschenkelvorderseite) und des Hüftbeugemuskels (Psoas, er setzt an der Lendenwirbelsäule an und zieht innen zum oberen Oberschenkelknochen) an.
➔ Gehen Sie in die Schrittstellung und beugen Sie dann das vordere Bein im Knie rechtwinklig ab. Ihr zu dehnendes Bein ist hinten.
➔ Stützen Sie sich nun mit beiden Händen auf dem vorderen Knie ab und verlagern Sie

Ihr Körpergewicht so weit nach vorn, bis Sie eine deutliche Dehnung im oberen Teil des Quadrizeps spüren.

→ Halten Sie Ihren Rücken aufrecht, vermeiden Sie es, ein »Hohlkreuz« zu machen.

Halten Sie die Dehnung für zehn Sekunden. Anschließend das Bein wechseln.

Im Stand stabil mit Hocker

Die Dehnung spricht den mittleren und unteren Anteil des Quadrizeps an.

→ Stellen Sie sich stabil rechts neben einen Hocker und legen Sie das zu dehnende linke Knie auf dem Hocker neben Ihnen ab. Ihr Oberschenkel zeigt dabei senkrecht nach unten zum Hocker.

→ Umgreifen Sie mit der linken Hand das Sprunggelenk des zu dehnenden Kniegelenks. Ziehen Sie nun mit der Hand die Ferse Richtung Gesäß, um eine Dehnung im Quadrizeps einzuleiten (siehe Foto 1, Seite 41).

Die Dehnung für zehn Sekunden halten, dann das Bein wechseln.

❷ Im Stand mobilisierend mit Pezziball

Durch den Pezziball kommt ein instabiles Moment hinzu, wodurch neben der Muskel-Gelenk-Mobilisierung zunehmend das Gleichgewicht und die Koordination trainiert werden.

→ Nehmen Sie die gleiche Position ein wie für die Übung mit Hocker (siehe oben).

→ Das Bein, welches Sie dehnen wollen, legen Sie mit der Kniescheibe nach unten auf den Pezziball, der Oberschenkel zeigt senkrecht nach unten. Achten Sie auf einen stabilen Stand des anderen Beins.

→ Ergreifen Sie das Sprunggelenk der zu dehnenden Seite und ziehen Sie die Ferse langsam Richtung Gesäß.

→ Spüren Sie eine deutliche Dehnung auf der Oberschenkelvorderseite? Perfekt!

→ Nun »rollen« Sie Ihr Bein mithilfe des Pezziballs nach vorn und hinten, wodurch sich Gelenk und Muskeln sanft dehnen und mobilisieren lassen.

Führen Sie diese Dehnung zehn Sekunden lang durch. Danach wechseln Sie die Seite.

Wichtig: Achten Sie bei allen Übungen, bei denen Sie stehen, darauf, dass Ihre Knie gerade nach vorn weisen und dass Sie einen möglichst geraden Rücken haben.

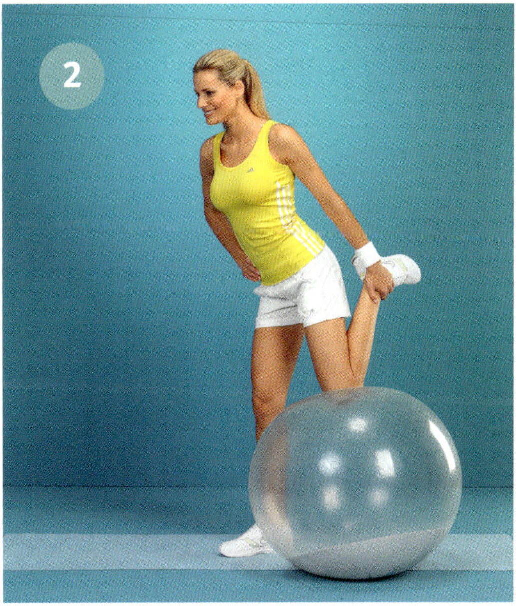

❸ Im Stand dynamisch frei stehend

Dies ist die schwierigste der Dehnungsübungen hinsichtlich Gleichgewicht und Koordination, aber auch was die korrekte Durchführung der Übung anbelangt.

➔ Stellen Sie sich aufrecht und stabil hin.

➔ Winkeln Sie das zu dehnende Bein im Kniegelenk an und umfassen Sie das Sprunggelenk mit der gleichseitigen Hand.

➔ Ziehen Sie die Ferse mit Ihrer Hand in Richtung Gesäß. Der Oberschenkel sollte gerade nach unten zeigen. Auf keinen Fall mit dem Bein nach außen ausweichen!

Sobald Sie ein deutliches Ziehen in der gedehnten Muskulatur spüren, verharren Sie für zehn Sekunden in dieser Stellung. Danach wechseln Sie die Seite.

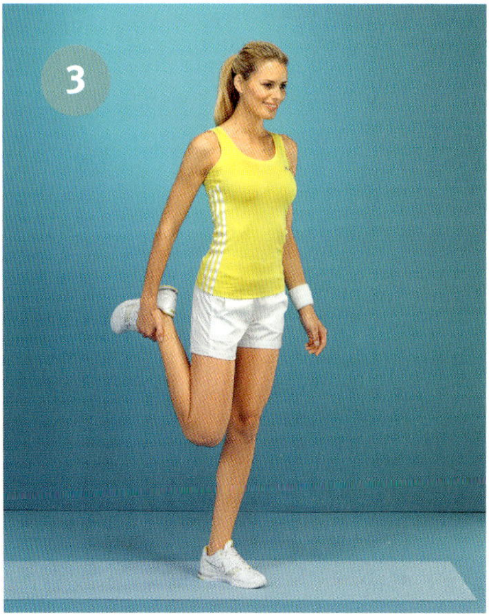

Dehnung der Rückseite

Die Übungen dehnen die Rückseite der Oberschenkelmuskulatur (Ischiocruralmuskulatur, siehe rechts) und verbessern die Kniestreckfähigkeit. Die Streckfähigkeit ist für die Kniestabilität von zentraler Bedeutung. Bei den meisten Menschen ist dieser Teil der Muskulatur verkürzt. Üben Sie deshalb regelmäßig.

❹ Dehnung in Rückenlage

Sie liegen ausgestreckt auf dem Rücken.

➔ Heben Sie das zu dehnende Bein an, umfassen es an der Oberschenkelrückseite mit den Händen und strecken es mit leicht gebeugtem Kniegelenk in die Höhe. Die Hände unterstützen die Bewegung.

➔ Das andere Bein bleibt gestreckt auf dem Boden liegen.

➔ Sobald Sie ein deutliches Ziehen in der Oberschenkelrückseite oder in der Kniekehle spüren, versuchen Sie, das Kniegelenk ganz zu strecken.

Dehnen Sie zehn Sekunden lang, wechseln Sie dann das Bein.

Alternativ können Sie den Oberschenkel mithilfe eines Handtuchs unterstützen.

❺ Dehnung in Rückenlage mit Thera-Band®

Sie liegen auf dem Rücken, beide Beine sind gestreckt.

➔ Führen Sie ein Thera-Band® über die Fußsohle des zu dehnenden Beines, die Enden des straff gespannten Bandes halten Sie in den Händen.

➔ Heben Sie nun das Bein mit leicht gebeugtem Kniegelenk senkrecht in die Höhe.
➔ Durch Zug an den Enden des Thera-Bands® strecken Sie das Kniegelenk durch.
Wenn Sie ein Ziehen in den Muskeln spüren, verharren Sie zehn Sekunden in dieser Position. Dann führen Sie das Bein langsam wieder in die Ausgangsposition zurück. Danach wechseln Sie zum anderen Bein.

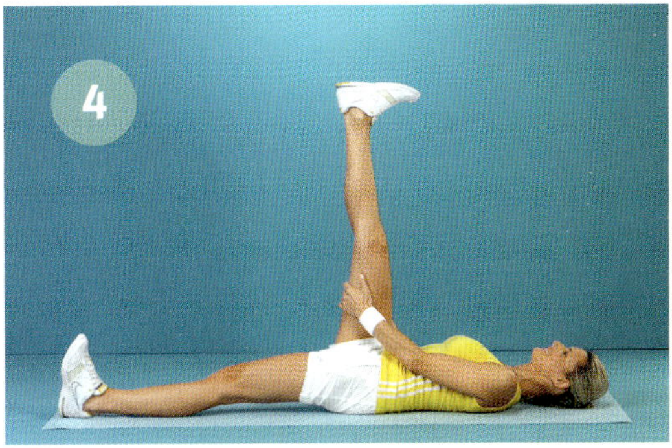

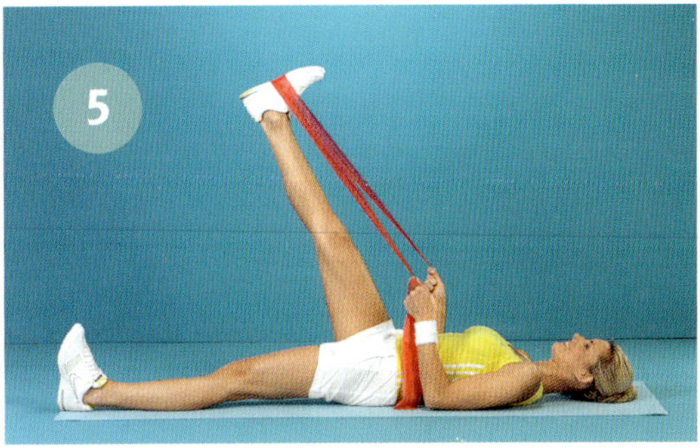

6 Dehnung im Sitzen

Die Übungen im Sitzen verstärken die Dehnung, weil das Becken stärker nach vorn kippt. Die Ischiocruralmuskulatur (Muskelgruppe, die am Sitzbeinhöcker entspringt und auf der Innenseite des Unterschenkels ansetzt) wird aufgrund dieser Vordehnung noch stärker gedehnt.
➔ Setzen Sie sich auf die vordere Kante eines Hockers oder Stuhls. Das zu dehnende Bein wird maximal gestreckt. Das andere Bein verbleibt in einer 90°-Beugestellung.
➔ Ziehen Sie den Vorderfuß leicht zur Nase hin an, die Belastung bleibt auf der Ferse.
➔ Richten Sie den Oberkörper auf und verlagern Sie ihn leicht nach vorn.
➔ Dann legen Sie beide Hände auf die Kniescheibe oder knapp darüber und unterstützen mit leichtem Druck die Dehnung.
Verharren Sie zehn Sekunden in dieser Position. Dann wechseln Sie das Bein.

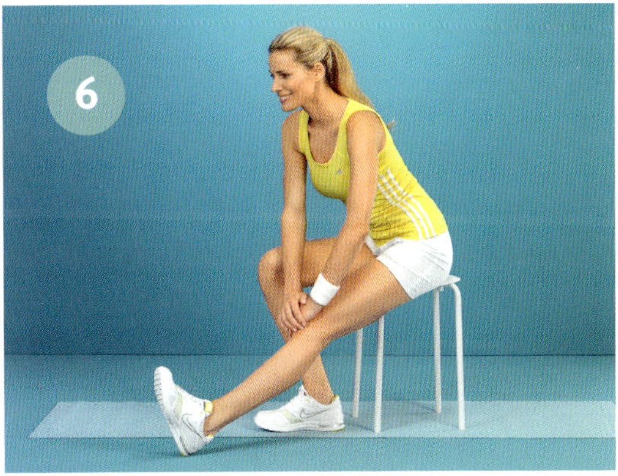

Diese Dehnungsübung eignet sich auch gut fürs Büro oder für unterwegs, etwa im Auto, im Bus oder in der U-Bahn, immer wenn Sie einen Stuhl oder Hocker haben.

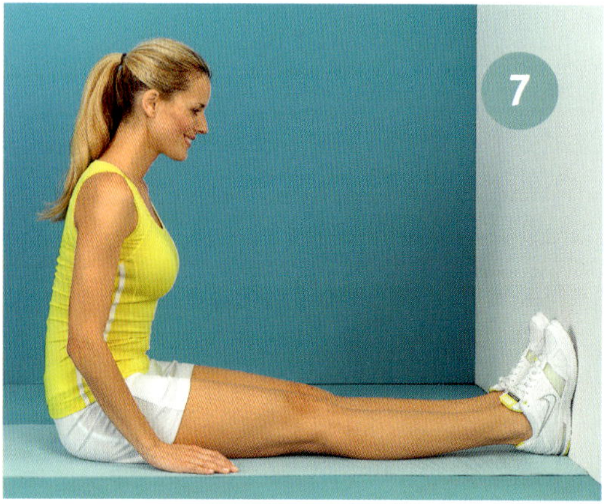

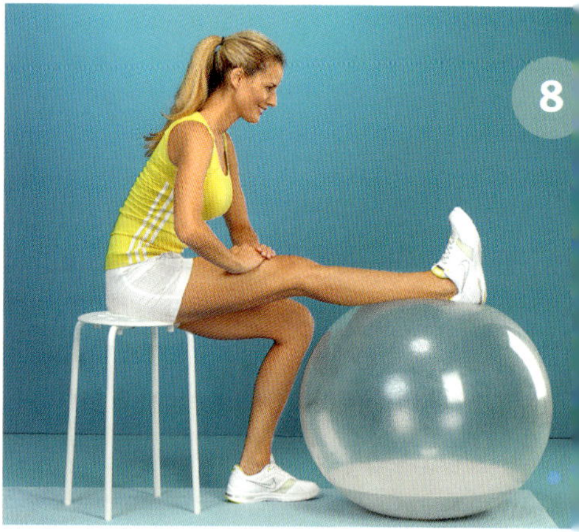

❼ Dehnung im Langsitz

Diese Übung erlaubt eine kontrollierte Dehnung mit Widerlager.

➔ Setzen Sie sich im Langsitz so auf den Boden, dass die Fußsohlen eine Wand oder einen stabilen Tisch als Widerlager berühren.

➔ Halten Sie die Beine in den Kniegelenken zunächst leicht gebeugt.

➔ Biegen Sie den Oberkörper so weit wie möglich in Richtung Ihrer Knie und versuchen Sie dann, beide Kniegelenke ganz durchzustrecken.

Wenn Sie ein Ziehen in den Kniekehlen spüren, verharren Sie zehn Sekunden in dieser Position. Führen Sie diese Übung dreimal hintereinander durch. Dann langsam wieder die Ausgangsposition einnehmen.

Hinweis: Die Übungen sind am effektivsten, wenn Sie mit Spaß bei der Sache sind.

❽ Dehnung im Sitzen mithilfe eines Pezziballs

Diese Übung verlangt zusätzlich zur Dehnung den vermehrten Einsatz von Kraft, Balance und Koordination.

➔ Setzen Sie sich auf einen Stuhl oder Hocker, beide Kniegelenke sind 90° abgewinkelt, die Füße stehen am Boden.

➔ Legen Sie das zu dehnende rechte Bein im Knie leicht gebeugt mit der Ferse auf den Pezziball vor Ihnen.

➔ Ziehen Sie die Zehen zur Nase an, beugen den Oberkörper nach vorn und strecken das rechte Bein so weit wie möglich durch.

Wenn Sie ein Ziehen in der rechten Kniekehle spüren, verharren Sie zehn Sekunden in dieser Position.

Führen Sie diese Übung dreimal durch. Dann langsam wieder die Ausgangsposition einnehmen. Danach wechseln Sie das Bein.

9 Dehnung stehend mit Pezziball

Diese Übung stärkt das Zusammenspiel von Kraft, Balance und Koordination noch weiter.

→ Stellen Sie sich hin, das stärkere Bein dient zunächst als Standbein.

→ Legen Sie das andere Bein mit der Ferse auf einem Pezziball ab. Es ist im Kniegelenk leicht gebeugt.

→ Ziehen Sie Ihre Zehen zur Nase an, beugen Sie den Oberkörper nach vorn und strecken Sie das auf dem Pezziball liegende Bein so weit wie möglich.

Stützen Sie sich anfangs auf eine Hilfsperson, bis Sie diese Übung sicher ausführen können.

Wenn Sie ein Ziehen in der Kniekehle spüren, verharren Sie zehn Sekunden in dieser Position. Führen Sie diese Übung dreimal durch. Dann langsam wieder die Ausgangsposition einnehmen. Anschließend wechseln Sie das Bein.

Hinweis: Dehnen lockert und entspannt, das kennen Sie vom Räkeln im Bett morgens nach dem Aufwachen. Doch alle Dehnungsübungen sind auch wichtig für die Beweglichkeit, denn ohne sie lässt sich keine Bewegung gut und ohne Schaden zu nehmen ausführen. Dabei dürfen Sie auf keinen Fall das Atmen vergessen. Atmen Sie kurz vor der Dehnphase ein und beim ersten Strecken wieder aus.

KNIEACHSE BEACHTEN!

Die richtige Knieachse wird eingehalten, wenn das Lot von der Kniescheibenspitze (Patellaspitze) nach unten zwischen Großzehe und zweiter Zehe fällt.

Das Knie wird mithilfe der **oberhalb** des Gelenks liegenden Gesäßmuskulatur und der **unterhalb liegenden Muskulatur** des Fußes, die das Gewölbe bildet, in seiner Achse gehalten.

Als zusätzliche Anhaltspunkte dienen:

› Im Stehen zeigen die Kniescheiben gerade nach vorn, auf keinen Fall nach innen.

› In Rückenlage zeigen die Kniescheiben gerade nach vorn, sie dürfen auf keinen Fall nach innen weisen.

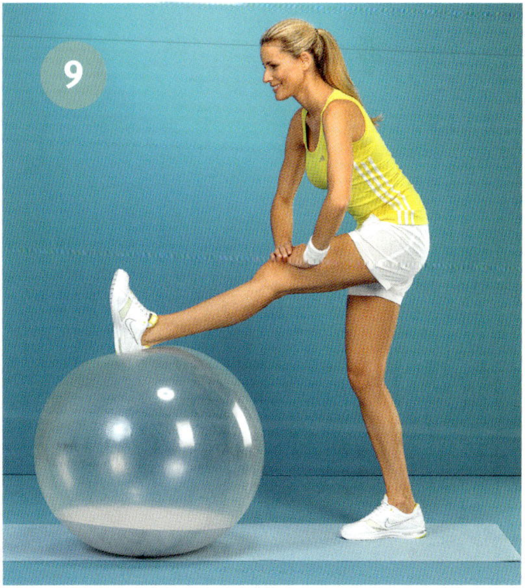

Dehnung der Innenseite

Mithilfe der folgenden drei Übungen dehnen Sie die Adduktoren (Bein-Anziehmuskeln) auf der Innenseite des Oberschenkels und stabilisieren das Kniegelenk seitlich.

Dehnung der Innenseite im Schneidersitz

➔ Setzen Sie sich aufrecht auf den Boden und stellen Sie dann die Beine in den Kniegelenken gebeugt auf. Beide Füße stehen nebeneinander.

➔ Legen Sie Ihre Hände auf die Kniegelenke. Lassen Sie aus dieser Position beide Knie langsam nach außen fallen (die Hände führen die Bewegung), bis Sie in der Oberschenkelinnenseite eine Dehnung spüren.

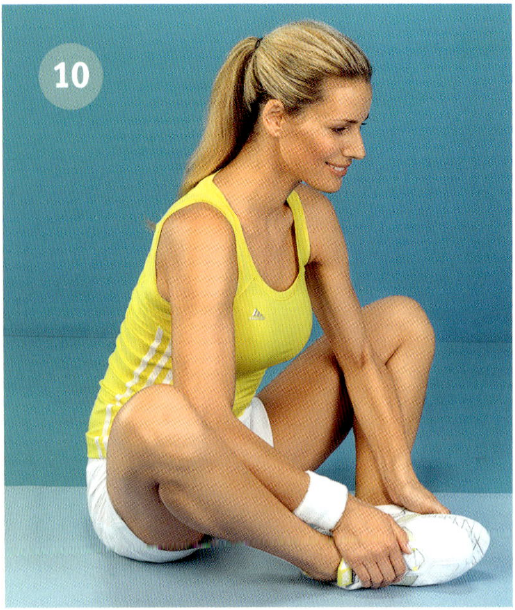

➔ ⑩ Im Idealfall sollten sich dann auch die Fußsohlen berühren, ansonsten überkreuzen sich die Füße.

➔ Um die Dehnung zu verstärken, können Sie die Knie mit den Händen noch weiter nach unten drücken und Ihren geraden Oberkörper nach vorn zum Boden führen.

Halten Sie die Dehnung für zehn Sekunden.

Wichtig: Achten Sie bei der Ausführung auf einen geraden Rücken, der Oberkörper darf nicht gekrümmt werden, außerdem sollten die Knie ihre Position beibehalten und sich nicht Richtung Decke bewegen.

⑪ Frauenspagat im Stand mit Gewichtsverlagerung

Mit beiden Beinen gleichzeitig in den Spagat zu gehen, verlangt eine sehr gute Körperbeherrschung. Alternativ können Sie sich auf einem leicht angebeugten Bein abstützen und das andere zunehmend in die Abspreizung und Dehnung bringen.

➔ Stellen Sie sich aufrecht hin. Ihre Kniegelenke sind leicht gebeugt.

➔ Nun strecken Sie das zu dehnende Bein zur Seite und gleiten langsam und vorsichtig nach außen, bis Sie in der Oberschenkelinnenseite eine deutliche Dehnung spüren.

➔ Achten Sie darauf, dass Ihre Füße nach vorn zeigen und Ihr Rücken gerade bleibt.

Halten Sie die Dehnung für zehn Sekunden. Wechseln Sie dann das Bein.

⑫ Spagat im Stand mit Pezziball

Mit dieser schwierigen Übung werden zusätzlich noch das Gleichgewicht und die Koordination geschult. Starten Sie mit Ihrem stabileren Bein als Standbein.

→ Die Ausgangsstellung entspricht der Übung »Frauenspagat im Stand«.

→ Legen Sie das zu dehnende Bein mit durchgestrecktem Kniegelenk auf einen Pezziball. Auf dem anderen Bein stehen Sie stabil mit leicht gebeugtem Kniegelenk und nach vorn ausgerichteter Kniescheibe.

→ Um die Dehnung einzuleiten, vergrößern Sie den Abstand zwischen Ihrem Standbein und dem Pezziball, indem Sie den Ball von sich wegrollen.

→ Verstärken Sie zusätzlich die Dehnung, indem Sie mit dem Standbein leicht »ins Knie gehen« und mit dem gestreckten Knie nach unten auf den Pezziball drücken.

→ Achten Sie auf einen stabilen Stand, geraden Rücken und auf ein gerades Becken.

Halten Sie diese Dehnung für zehn Sekunden, wechseln Sie dann das Bein.

Wichtig: Beginnen Sie mit Ihrem schwächeren Bein als Spielbein (Seite 71). So hat Ihr stärkeres Bein die stabilisierende Funktion.

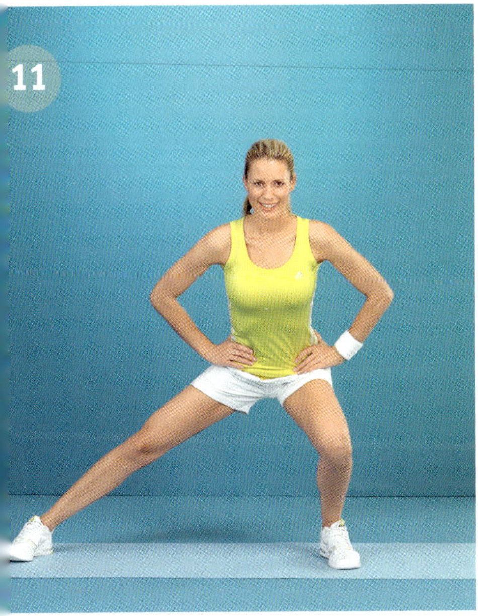

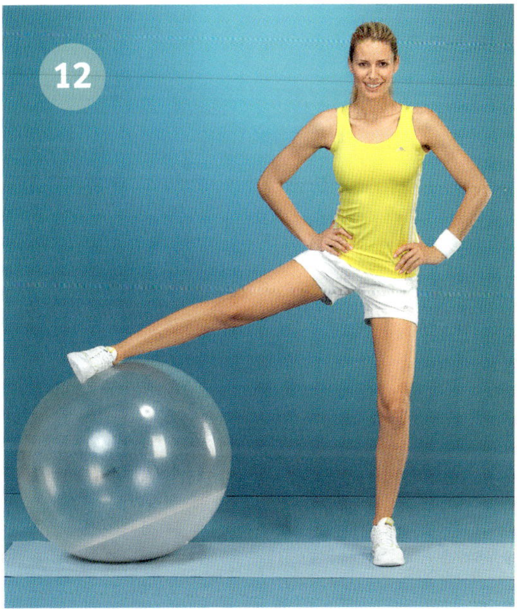

ES GEHT LOS: KIP-TRAINING – DAS KNIE-INTENSIV-PROGRAMM

Die nachfolgenden Übungen stellen ein neues Knietraining unter osteopathischen Gesichtspunkten dar, denn sie beziehen nicht das Gelenk allein, sondern auch die Muskelschlingen (Seite 33) mit ein. Führen Sie alle Übungen im jeweiligen Programm gemeinsam durch. Sie geben dem Kniegelenk seine ursprünglich dynamisch-stabilisierende Funktion zurück. Beginnen Sie mit dem Bronze-, Silber- oder Gold-Programm, je nach Ihrem Testergebnis. Aber überfordern Sie sich nicht.

› Jeder Teil ist für vier Wochen konzipiert. Üben Sie täglich mit einem Tag Pause pro Woche. Nach jeder Woche intensiviert sich das Programm.

› »Wiederholung«: Anzahl der Übungsausführungen (zum Beispiel »fünf Wiederholungen« bedeutet fünfmal die Übung hintereinander wiederholen).

› »Durchgang«: Anzahl der Wiederholungsserien nach einer Pause von ca. 30 Sekunden. So bedeutet beispielsweise »zwei Durchgänge mit fünf Wiederholungen«, dass Sie die entsprechende Übung fünfmal hintereinander wiederholen und nach 30 Sekunden Pause erneut fünfmal wiederholen.

Wenn Sie ein Programm erfolgreich absolviert haben, können Sie in den höheren Abschnitt überwechseln. Als Gold-Absolvent steigern Sie nach eigenem Körpergefühl die Anzahl und die Dauer der Übungen.

Bronze-Programm

Das Bronze-Programm umfasst Basisübungen, die Sie sicher beherrschen sollten, bevor Sie in ein komplexeres Muskeltraining einsteigen. Damit wird die Muskelaktivierung trainiert, die eine Grundlage des Muskelkrafttrainings darstellt. Des Weiteren wird die Geschmeidigkeit und Beweglichkeit der Kniegelenkstrukturen verbessert. Wenn Sie das vorgegebene Übungsschema sicher beherrschen, können Sie die Zahl der Wiederholungen und Durchgänge weiter steigern oder zum Silber-Programm übergehen.

1 Bronze 1: Das Qi-Gong-Haus

Diese Übung wurde schon von den alten Chinesen verwendet. Sie baut eine hohe energetische Spannung im Körper auf. Konzentrieren Sie sich bei der Durchführung der Übung bitte stark auf die Stellung der Kniegelenke.

→ Sie stehen aufrecht, Ihre Füße stehen schulterbreit auseinander und nebeneinander.

→ Führen Sie die Arme langsam zu einem Halbkreis vor dem Körper zusammen. Die Fingerspitzen beider Hände nähern sich auf ca. 10 cm an, die Handflächen drehen sich Richtung Himmel, als ob Sie die Weltkugel tragen würden.

→ Gleichzeitig beugen Sie langsam die Knie bis 30°. Versuchen Sie eine gute Körperspan-

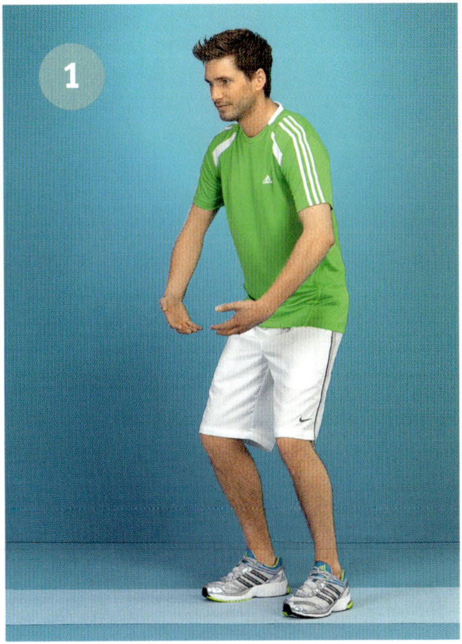

nung über 10 bzw. 20 Sekunden je nach Trainingswoche aufrechtzuerhalten.

Trainingsplan »Qi-Gong-Haus«

1. Woche: 10 Sekunden halten und drei Wiederholungen durchführen

2. Woche: 20 Sekunden halten und drei Wiederholungen durchführen

3. Woche: 20 Sekunden halten und vier Wiederholungen durchführen

4. Woche: 20 Sekunden halten und vier Wiederholungen durchführen und die Energie bewusst in die Kniegelenke leiten

❷ Bronze 2: Gleitendes Knie

Diese Übung trainiert die Muskulatur, die die Kniescheibe umgreift, Sehnen und Bänder werden gelockert, die Gleitstrukturen mobilisiert.

➔ Sie sitzen auf einem Hocker oder Stuhl.

➔ Stellen Sie einen Fuß auf einen Ball (Fußballgröße) und rollen ihn vor und zurück, nach links und rechts. Wenn Sie besser trainiert sind, lassen Sie ihn in kleinen kreisenden Bewegungen vor- und zurückrollen.

Wichtig: Um die Beinmuskulatur zu aktivieren, sollten Sie auf einen guten Andruck an den Ball achten.

Trainingsplan »Gleitendes Knie«

1. Woche: den Ball über 10 Sekunden vor- und zurückrollen

2. Woche: den Ball über 10 Sekunden nach rechts und links rollen

3. Woche: den Ball über 20 Sekunden abwechselnd vor- und zurück- und nach rechts und links rollen

4. Woche: den Ball über 20 Sekunden im und gegen den Uhrzeigersinn kreisen lassen

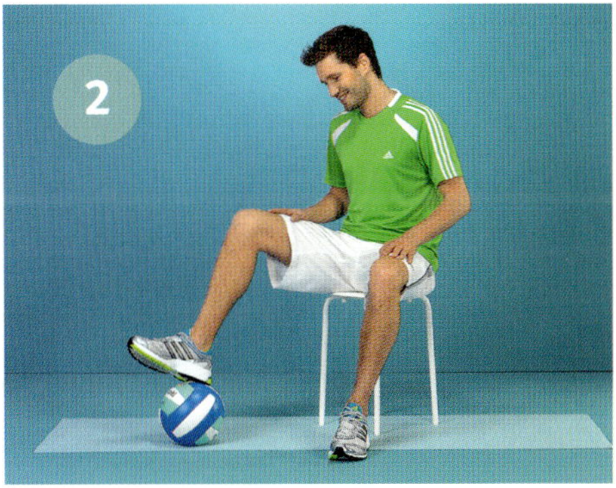

❸ Bronze 3: Rückenfahrrad

Das Rückenfahrrad dient der Verbesserung der Kniegelenksbeweglichkeit und der dynamischen Muskelkraft. Es wird jeweils nur mit einem Bein durchgeführt, wodurch Sie zusätzlich noch die Koordination trainieren. Beginnen Sie mit Ihrem schwächeren Bein.

➔ Sie liegen auf dem Rücken, Ihre Beine sind im Knie angewinkelt.

➔ Nun fahren Sie abwechselnd mit einem Bein Rad, während das andere Bein angestellt bleibt. Strecken und beugen Sie das übende Bein jeweils immer vollständig.

➔ Treten Sie mit jedem Bein pro Durchgang jeweils zehn Sekunden vorwärts, dann zehn Sekunden rückwärts.

Trainingsplan »Rückenfahrrad«

1. Woche: jeweils ein Durchgang pro Seite
2. Woche: jeweils drei Durchgänge pro Seite
3. Woche: jeweils fünf Durchgänge pro Seite
4. Woche: jeweils fünf Durchgänge pro Seite, jedoch 15 Sekunden lang

❹ Bronze 4: Sonnenuhr

Die Übung stärkt Abduktoren und Adduktoren (Bein-Abspreiz- und -Anziehmuskeln).

➔ Sie liegen auf dem Rücken, Ihre Beine sind im 90°-Winkel im Knie angestellt.

➔ Strecken Sie nun ein Bein aus, das andere bleibt angestellt.

➔ Heben Sie das angestellte Bein ca. zwei Zentimeter an und bewegen Sie es langsam und harmonisch nach außen und innen – je niedriger der Fuß, desto wirkungsvoller. Die Kniescheibe zeigt dabei zur Decke.

➔ Wiederholen Sie dies pro Bein fünfmal.

Trainingsplan »Sonnenuhr«

1. Woche: jeweils drei Durchgänge pro Seite mit fünf Wiederholungen
2. Woche: jeweils sechs Durchgänge pro Seite mit fünf Wiederholungen
3. Woche: jeweils acht Durchgänge pro Seite mit fünf Wiederholungen.
4. Woche: jeweils zehn Durchgänge pro Seite mit fünf Wiederholungen

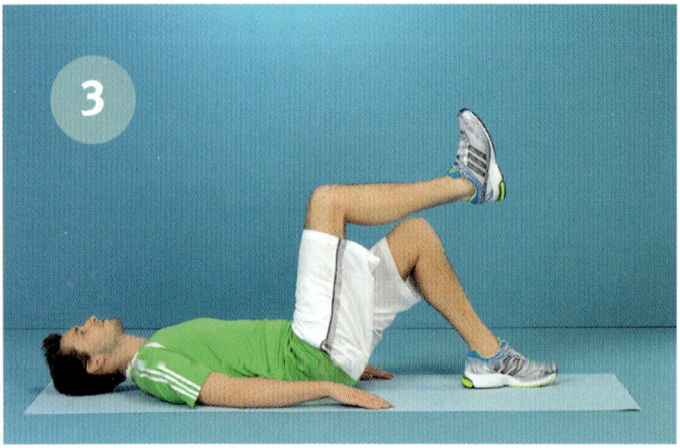

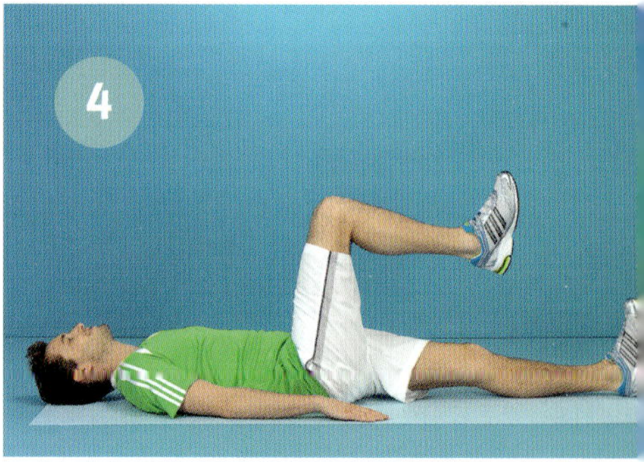

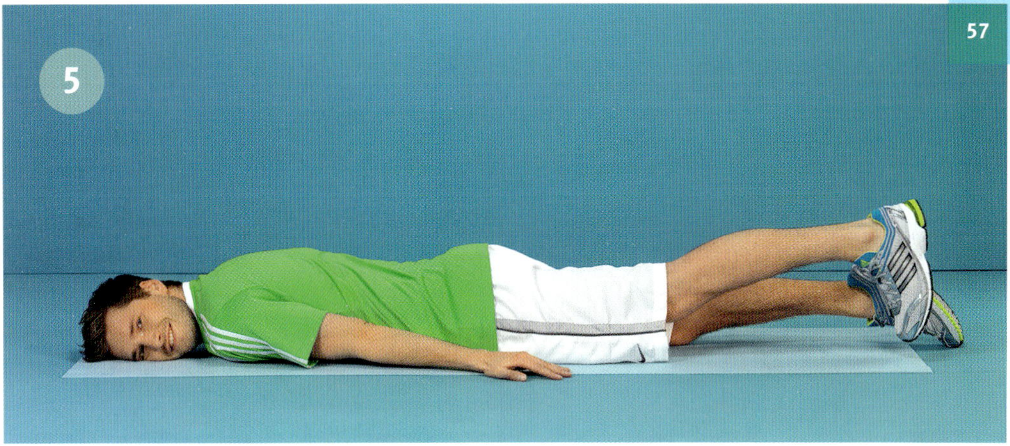

Bronze 5: Schwebende Kniescheibe

Diese Übung kräftigt und mobilisiert die kniescheibenführende Muskulatur und drainiert und entschlackt das Kniegelenk.

→ Sie liegen flach auf dem Rücken.

→ Spannen Sie die Oberschenkelmuskulatur rhythmisch an, das heißt rechtes und linkes Bein abwechselnd. Mit jedem Anspannen wird die Kniescheibe Richtung Becken gezogen.

Alternative: Sie können die Übung erleichtern, indem Sie ein kleines Handtuch zusammenrollen und unter die Kniekehle legen. Drücken Sie mit dem Kniegelenk gegen das Handtuch, bis das Bein nahezu vollständig gestreckt ist.

Trainingsplan »Schwebende Kniescheibe«

1. Woche: 5 Durchgänge pro Seite
2. Woche: 10 Durchgänge pro Seite
3. Woche: 15 Durchgänge pro Seite
4. Woche: 20 Durchgänge pro Seite

❺ Bronze 6: Delfinflosse

Die Übung stärkt die rückwärtige Beinmuskelschlinge bis hoch in den Rücken.

→ Legen Sie sich auf den Bauch. Die Arme liegen neben dem Körper, die Handflächen zeigen zum Boden.

→ Drücken Sie nun die Arme Richtung Boden, spannen Sie die Bauchmuskulatur an und ziehen Sie das Becken leicht Richtung Bauchnabel hoch.

→ Spannen Sie die gestreckten Beine ebenfalls Richtung Boden an.

→ Heben Sie nun langsam ein Bein gestreckt einige Zentimeter vom Boden Richtung Decke an.

→ Halten Sie diese Spannung für fünf Sekunden, dann wechseln Sie das Bein.

Trainingsplan »Delfinflosse«

1. Woche: drei Durchgänge mit jeweils drei Wiederholungen pro Seite
2. Woche: drei Durchgänge mit jeweils sechs Wiederholungen pro Seite
3. Woche: drei Durchgänge mit jeweils acht Wiederholungen pro Seite
4. Woche: drei Durchgänge mit jeweils zwölf Wiederholungen pro Seite

Silber-Programm

Das Silber-Programm ist das Kernstück für ein kraftvolles, dynamisches Kniegelenk. Koordination, Ausdauer und Einbindung der Muskelschlingen des Körpers sind weitere Schwerpunkte. Wenn Sie das vorgegebene Übungsschema sicher beherrschen, können Sie die Zahl der Wiederholungen und Durchgänge weiter steigern oder zum Gold-Programm übergehen.

Silber 1: Training des Fußgewölbes oder »Kurzer Fuß«

Dieses Training wird auch als »Kurzer Fuß« nach Dr. Janda bezeichnet. Dabei werden die drei Fußbelastungspunkte Ferse, Außenkante und Fußzehenballen herausgestellt. Nur wenn alle drei Bereiche gleichmäßig belastet werden, befindet sich das Kniegelenk in seiner ausbalancierten Position.

➔ Versuchen Sie den Fuß »kurz« zu machen: Fußzehenballen und Ferse sollen sich leicht annähern, indem Sie das mittlere Fußgewölbe leicht nach oben ziehen, also anspannen. Dabei wird die Ballenmuskulatur gleichzeitig etwas Richtung Boden und Ferse angespannt, sodass sich der Fuß optisch ganz leicht verkürzt.

➔ Führen Sie diese Übung anfangs im Sitzen durch, um ein besseres Gefühl zu erlangen. Später steigern Sie den Effekt der Übung, indem Sie sie im Stehen versuchen.

Trainingsplan »Kurzer Fuß«

1. + 2. Woche: ein Durchgang mit sechs Wiederholungen

3. + 4. Woche: zwei Durchgänge mit sechs Wiederholungen

Silber 2: Himmelsgruß

Legen Sie sich auf dem Boden auf den Rücken, die Beine sind angestellt, die Fußsohlen stehen auf dem Boden. Die Arme liegen neben dem Körper. Die Handflächen zeigen Richtung Boden.

Stufe 1: Heben Sie das Becken vom Boden ab, Rücken und Oberschenkel bilden eine Linie, die Arme liegen neben dem Körper.

WICHTIGE BASISÜBUNG

Das Fußgewölbe lässt sich überall trainieren, im Bus, im Büro, im Café etc. Nutzen Sie dies regelmäßig aus!

Ideal wäre, wenn Sie die Fußmuskulatur mehrmals pro Stunde einige Male anspannen.

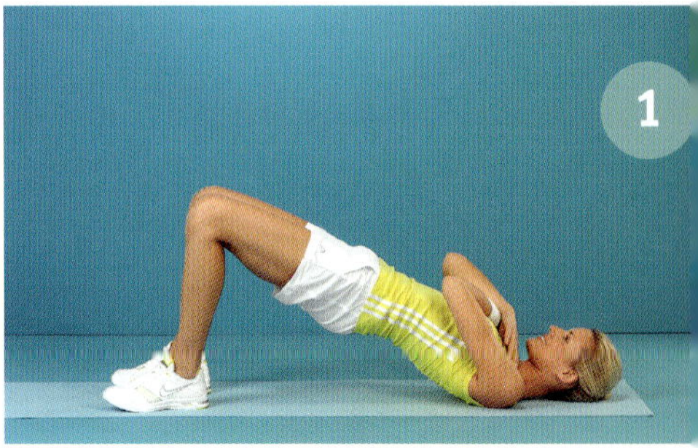

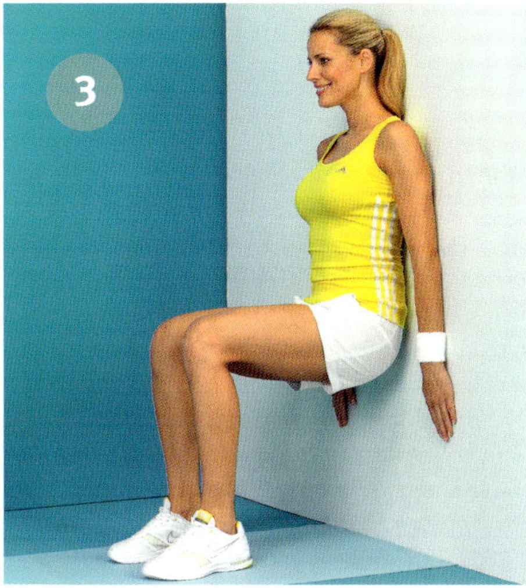

❶ **Stufe 2:** Heben Sie das Becken vom Boden ab, die Arme verschränken Sie vor der Brust (dadurch verstärken Sie den Effekt für Kraft und Koordination).
Stufe 3: Heben Sie das Becken vom Boden ab, die Arme verschränken Sie vor der Brust. Heben Sie nun abwechselnd ein Bein an und strecken es (»auf der Stelle gehen«).
❷ **Stufe 4:** Heben Sie das Becken vom Boden ab, die Arme verschränken Sie vor der Brust. Dann heben Sie in schneller Folge abwechselnd die gestreckten Beine vom Boden ab (»auf der Stelle laufen«).
Wichtig: Atmen nicht vergessen.

Trainingsplan »Himmelsgruß«

1. Woche: zwei Durchgange mlt achl Wiederholungen der Stufe 1
2. Woche: zwei Durchgänge mit acht Wiederholungen der Stufe 2
3. Woche: zwei Durchgänge mit acht Wiederholungen der Stufe 3
4. Woche: zwei Durchgänge mit acht Wiederholungen der Stufe 4

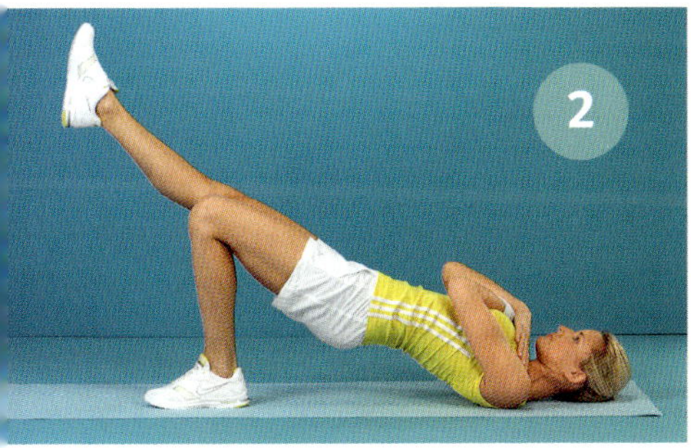

❸ Silber 3: Himmelsbrücke

Stellen Sie sich mit geradem Rücken an eine Wand, die Füße stehen hüftbreit auseinander.
➔ Lassen Sie sich nun langsam an der Wand nach unten »gleiten«, bis Hüften und Knie annähernd 90° gebeugt sind. Mit den Händen stützen Sie sich an der Wand ab.
➔ Die Knie sind leicht nach außen gedreht, die Kniescheiben zeigen nach vorn.
➔ Drücken Sie mit dem Rücken leicht Richtung Wand. Halten Sie diese Position wie angegeben und richten sich wieder aut.

Trainingsplan »Himmelsbrücke«

1. Woche: drei Wiederholungen mit je fünf Sekunden Halten der Position
2. Woche: drei Wiederholungen mit je acht Sekunden Halten der Position
3. Woche: drei Wiederholungen mit je zwölf Sekunden Halten der Position
4. Woche: vier Wiederholungen mit je zwölf Sekunden Halten der Position

❹ Silber 4: Knieschere

Legen Sie sich auf die Seite. Bei Bedarf legen Sie Ihren Kopf auf ein Kissen oder Handtuch.

➔ Beugen Sie das unten liegende Bein leicht an. Strecken Sie das oben liegende aus und ziehen Sie die Fußspitze Richtung Knie.

➔ Führen Sie dann das obere zu trainierende Bein im Hüftgelenk leicht nach hinten, das Bein bleibt dabei gerade ausgestreckt, die Fußinnenkante zeigt parallel zum Boden.

➔ Schieben Sie den oberen Beckenkamm leicht nach vorn und stabilisieren Sie ihn in dieser Position, indem Sie die Bauchmuskulatur anspannen. Der Rücken ist gerade.

➔ Achten Sie darauf, dass Sie die korrekte Seitenlage während der gesamten Übung beibehalten. Besonders bei Ermüdung neigt man dazu, das Becken nach hinten »fallen« zu lassen.

➔ Heben Sie nun das obere Bein an. Führen Sie die Übung genauso langsam und kontrolliert nach oben wie nach unten durch, achten Sie auf Ihr Becken und die Anspannung der Bauchmuskulatur.

➔ Halten Sie das Bein am oberen Punkt so lange wie im Trainingsprogramm angegeben.

➔ Wechseln Sie dann die Seite.

Trainingsplan »Knieschere«

1. Woche: drei Wiederholungen mit je fünf Sekunden Halten der Position
2. Woche: drei Wiederholungen mit je acht Sekunden Halten der Position
3. Woche: drei Wiederholungen mit je zwölf Sekunden Halten der Position
4. Woche: vier Wiederholungen mit je zwölf Sekunden Halten der Position

❺ Silber 5: Kraftquellstütz

Begeben Sie sich auf den Boden auf alle viere. Legen Sie sich eventuell ein Kissen unter die Knie. Dann stützen Sie sich auf den Unterarmen ab. Die Ellbogen befinden sich unter den Schultern, die Knie auf Höhe der Hüften.

➔ Drücken Sie den unteren Rücken (Lendenwirbelsäule) Richtung Decke und spannen Sie gleichzeitig die Bauchmuskeln an, um diese Position zu stabilisieren.

➔ Heben Sie beide Knie ca. fünf bis zehn Zentimeter von der Unterlage ab, dabei zeigen die Kniescheiben leicht nach außen.

➔ Dann gehen Sie langsam wieder nach unten, ohne jedoch mit den Knien den Boden zu berühren, und wieder hoch.

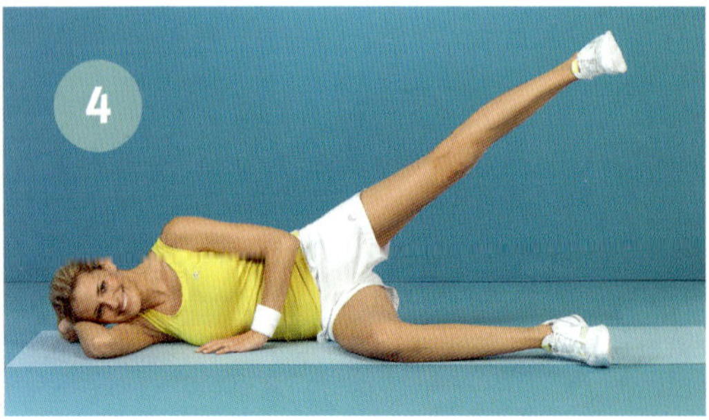

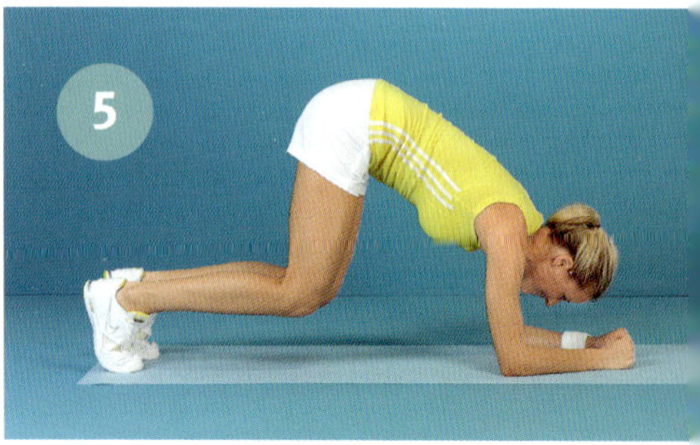

Wichtig: Atmen nicht vergessen! Den Rücken nach oben Richtung Decke gedrückt halten, nicht ins »Hohlkreuz« fallen!

Trainingsplan »Kraftquellstütz«

1. Woche: zwei Durchgänge mit sechs Wiederholungen
2. Woche: drei Durchgänge mit sechs Wiederholungen
3. Woche: drei Durchgänge mit acht Wiederholungen
4. Woche: drei Durchgänge mit zehn Wiederholungen

Silber 6: Flamingo

Gehen Sie in die Schrittstellung, das zu trainierende Bein steht vorn. Mit Ihren Händen stützen Sie sich in den Hüften ab.

➔ Beugen Sie Ihr vorderes Kniegelenk etwas an und verlagern Sie Ihr Körpergewicht leicht nach vorn.

➔ Die Kniescheibe sowie beide Fußspitzen zeigen nach vorn, ein gedachtes Lot weist von der Kniescheibenspitze nach unten fallend auf den Bereich zwischen Großzehe und zweiter Zehe.

Stufe 1: Verlagern Sie den Körperschwerpunkt nach vorn, sodass die Ferse des hinteren Beins leicht abhebt.

❻ **Stufe 2:** Verlagern Sie den Körperschwerpunkt nach vorn, sodass das hintere Bein nur noch über die Fußspitze Bodenkontakt hält.

Stufe 3: Verlagern Sie den Körperschwerpunkt nach vorn, sodass das hintere Bein nur noch über die Fußspitze Bodenkontakt hält. Zusätzlich versuchen Sie, das hintere Knie vorsichtig Richtung Boden zu bewegen (nur wenige Zentimeter).

➔ Bei allen Stufen das vordere Knie leicht beugen und wieder strecken (jeweils eine Wiederholung).

➔ Wechseln Sie dann die Seite.

Trainingsplan »Flamingo«

1. Woche: zwei Durchgänge mit zehn Wiederholungen der Stufe 1
2. Woche: drei Durchgänge mit zehn Wiederholungen der Stufe 1
3. Woche: drei Durchgänge mit zehn Wiederholungen der Stufe 2
4. Woche: drei Durchgänge mit zehn Wiederholungen der Stufe 3

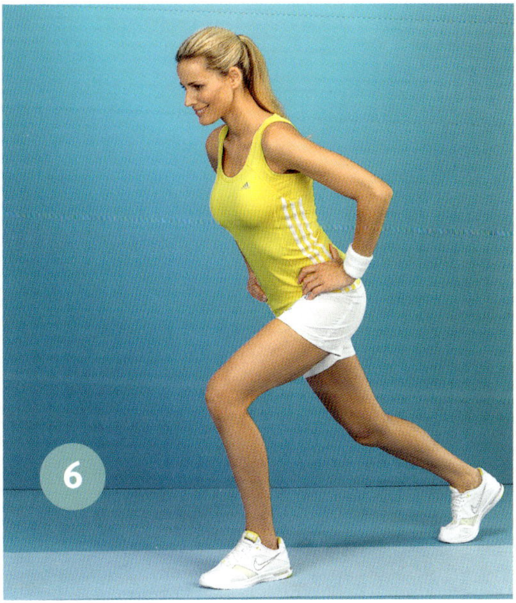

Gold-Programm

Das Gold-Programm setzt die sichere Beherrschung der Silber-Übungen voraus. Denn hier sind Koordination, grundlegende Kraft und Ausdauer gefragt.

1 Gold 1: Fliegender Adler

Stellen Sie sich zunächst auf das stärkere Bein. Das andere Bein winkeln Sie im Kniegelenk im rechten Winkel ab, sodass die Fußsohle nach hinten zeigt.

➔ Spreizen Sie die Arme im Schultergelenk leicht ab, beugen Sie sie im Ellbogengelenk jeweils um 90° und führen Sie sie auf doppelte Schulterbreite nach außen. Die Fingerspitzen zeigen dabei nach außen.

➔ Nun neigen Sie den Oberkörper um 30° nach vorn und beugen das Standbein 60° im Kniegelenk. In dieser Stellung verweilen Sie zehn Sekunden. Spüren Sie die Kraft und den Energiefluss, der aus der Erde durch die Kniegelenke in den Körper geleitet wird.

➔ Gehen Sie nun langsam wieder in die Ausgangsstellung zurück. Anschließend führen Sie die Übung mit dem anderen Bein als Standbein durch.

Trainingsplan »Fliegender Adler«

1. Woche: ein Durchgang mit fünf Wiederholungen
2. Woche: zwei Durchgänge mit fünf Wiederholungen
3. Woche: zwei Durchgänge mit acht Wiederholungen
4. Woche: zwei Durchgänge mit zwölf Wiederholungen

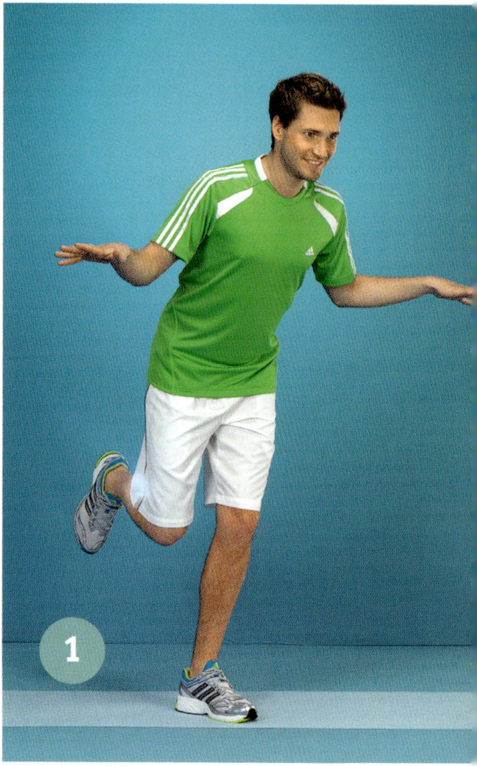

Gold 2: Stolzer Kranich

Dies ist eine wichtige Basisübung, mit der Sie Körper und Geist vereinen. Der Kranich verbessert Koordination und Gleichgewicht, gleichzeitig führt die Übung zu innerer Ausgeglichenheit und zu mehr Vitalität und Wachheit.

➔ Starten Sie mit Ihrem stärkeren Bein als Standbein. Verlagern Sie das Gewicht vollständig auf dieses Bein. Es sollte dabei etwas gebeugt sein.

➔ Beugen Sie das andere (Spiel-)Bein nach hinten ab und heben Sie die Ferse leicht an.

Die Zehen und Zehenballen haben noch Kontakt zum Boden.

→ ❷ Atmen Sie ein und heben Sie währenddessen die Arme langsam zunächst bis auf Schulterhöhe, dann noch etwas höher, gleichzeitig heben Sie das Spielbein an, sodass es keinen Kontakt mehr zum Boden hat. Den Fuß halten Sie dabei locker und entspannt.

→ Beim folgenden Ausatmen senken Sie die Arme wieder bis auf Brusthöhe und setzen den Fuß mit Zehen und Zehenballen vorsichtig und weich wieder auf den Boden. Dabei wird das Standbein etwas mehr gebeugt im Vergleich zur Ausgangsstellung.

Trainingsplan »Stolzer Kranich«

1. Woche: ein Durchgang mit fünf Wiederholungen
2. Woche: zwei Durchgänge mit fünf Wiederholungen
3. Woche: zwei Durchgänge mit acht Wiederholungen
4. Woche: zwei Durchgänge mit zwölf Wiederholungen

❸ **Alternative:** Sie können die Schwierigkeitsstufe der Übungen »Fliegender Adler« wie auch »Stolzer Kranich« deutlich steigern, indem Sie eine weiche, wackelige Unterlage verwenden, etwa eine gefaltete Decke, ein Kissen, eine weiche, dicke Schaumgummimatte oder ein Balance-Pad. Bevor Sie sich jedoch an diese Ausführung wagen, sollten Sie die Grundversion sicher beherrschen. Das Balance-Pad erhalten Sie in jedem Sanitäts-Fachgeschäft.

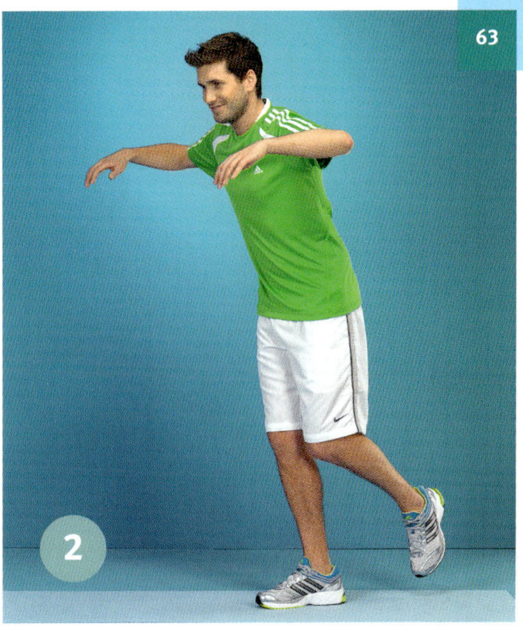

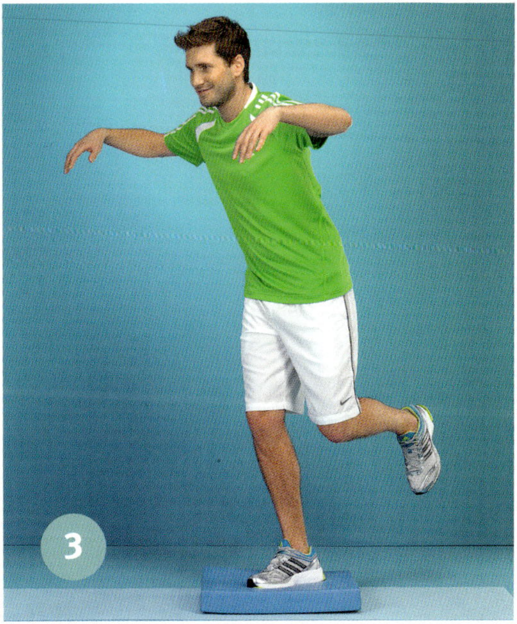

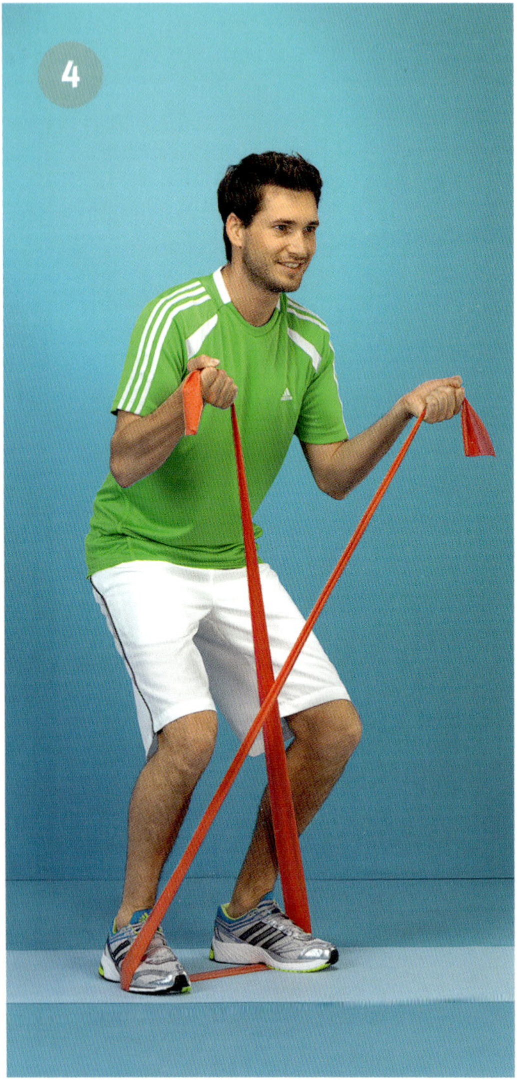

❹ Gold 3: Himmelsträger

Stellen Sie sich auf ein Thera-Band® (mittlere Stärke – rot), die Füße stehen schulterbreit auseinander, die Knie sind leicht gebeugt. Das Thera-Band® überkreuzt sich vor Ihrem Körper, es erhöht den Widerstand für die Oberschenkelmuskulatur, dadurch müssen Sie deutlich mehr Kraft aufwenden, um sich aufzurichten. Wickeln Sie die Bandenden um Ihre Hände.

➔ Dann führen Sie die Hände bis auf Schulterhöhe, die Handflächen zeigen nach oben, als ob sie den Himmel tragen würden.

➔ Führen Sie Ihr Gesäß nach hinten (als ob Sie sich hinsetzen wollten), dabei beugen Sie langsam die Beine immer stärker, bis in den Knien ein rechter Winkel entsteht. Dadurch bringen Sie das Thera-Band® auf eine gute Spannung.

➔ Die Spannung kurz halten, dann zur Ausgangsposition zurückkehren. Der Rücken sollte bei der Bewegung aufrecht bleiben.

➔ Achten Sie darauf, dass Sie mit dem Gesäß weit nach hinten gehen. Das erhöht die Stabilität, außerdem wird die Gesäßmuskulatur dadurch effektiver trainiert.

Trainingsplan »Himmelsträger«

1. Woche: drei Durchgänge mit sechs Wiederholungen
2. Woche: drei Durchgänge mit acht Wiederholungen
3. Woche: drei Durchgänge mit zehn Wiederholungen
4. Woche: drei Durchgänge mit zwölf Wiederholungen

Gold 4: Powerschere im Seitstütz

Dies ist eine anspruchsvolle Übung zur Stärkung der tief liegenden Rumpf- und Gesäßmuskulatur. Diese Muskulatur dient der Achsenstabilität des Kniegelenks.

→ Legen Sie sich dafür auf die Seite.

→ Stützen Sie sich mit dem Unterarm ab und heben Sie das Gesäß so an, dass Beine, Becken und Schulterbereich auf einer Linie liegen.

→ ❺ Stabilisieren Sie sich erst in dieser Stellung, dann heben Sie das obere Bein an und halten diese Position so lange wie angegeben.

→ Wechseln Sie anschließend die Seite.

IN GEDANKEN TRAINIEREN

Versuchen Sie mit der Zeit, das Training nicht nur körperlich durchzuführen, sondern auch mental. **Sagen Sie sich die Übungen im Kopf vor.** Stellen Sie sich bildlich vor, wie Sie gerade das KIP-Training durchführen, und spüren Sie, wie sich die einzelnen Übungen anfühlen. Dies ist eine gute Methode, **immer und überall zu üben.** Nutzen Sie unbedingt diese fantastische Möglichkeit.

Trainingsplan »Powerschere im Seitstütz«

1. Woche: zwei Durchgänge mit sechs Wiederholungen, 5 Sekunden halten
2. Woche: drei Durchgänge mit sechs Wiederholungen, 10 Sekunden halten
3. Woche: drei Durchgänge mit acht Wiederholungen, 15 Sekunden halten
4. Woche: drei Durchgänge mit zehn Wiederholungen, 15 Sekunden halten

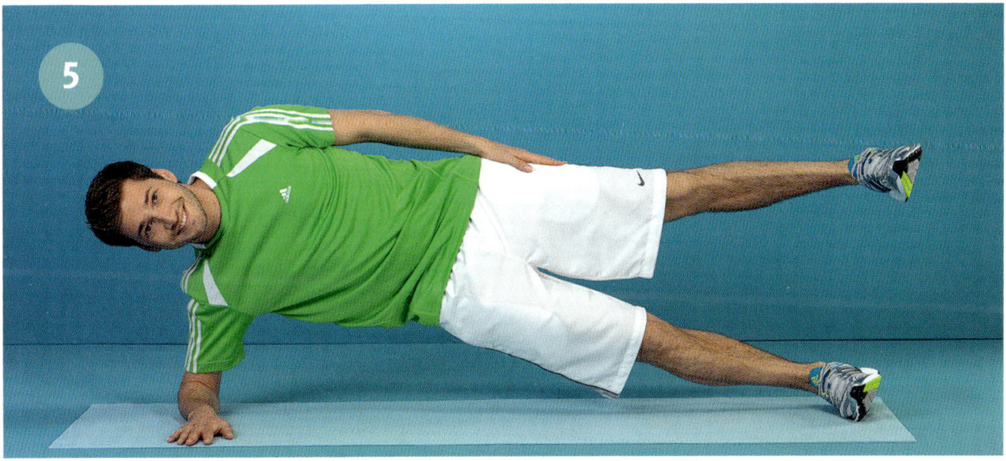

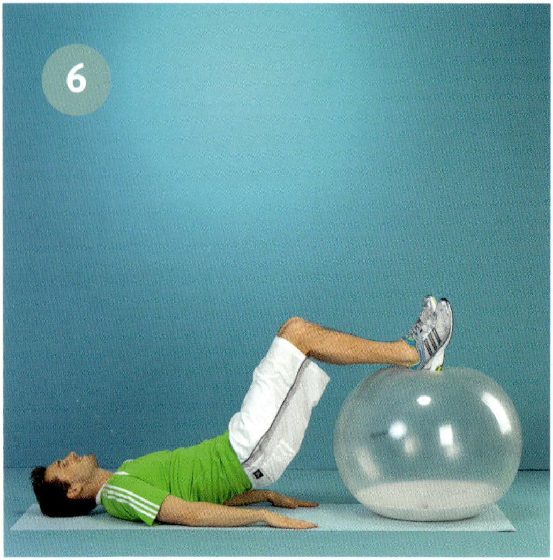

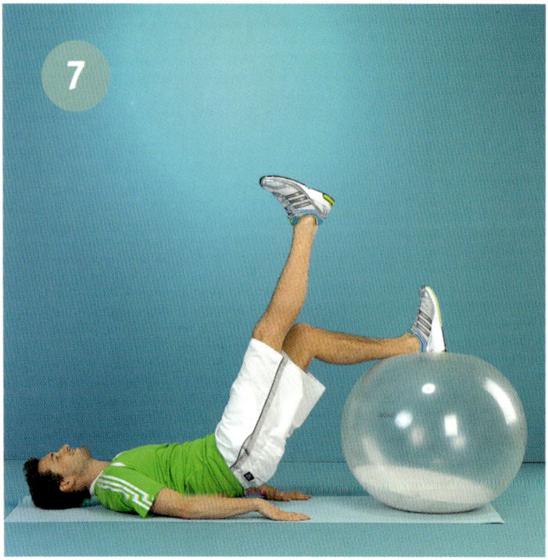

Gold 5: Himmelsgruß mit Pezziball

Legen Sie sich mit dem Rücken auf den Boden, die Fersen beider Füße liegen auf dem Pezziball, die Arme liegen neben dem Körper, die Handflächen weisen nach unten.

➔ Drücken Sie beide Fersen in den Ball, bis Sie eine deutliche Anspannung der Oberschenkelmuskulatur spüren.

❻ **Stufe 1:** Heben Sie nun Ihr Becken und Gesäß vom Boden ab und halten Sie diese Position für fünf Sekunden.

❼ **Stufe 2:** Um die Übung zu erschweren und den koordinativen Anspruch zu erhöhen, führen Sie die Übung wie unter Stufe 1 beschrieben durch, heben aber zusätzlich abwechselnd ein Bein ab und halten es ebenfalls für fünf Sekunden. Achten Sie darauf, dass Sie gleichmäßig weiteratmen. Diese Stufe verlangt eine sehr gute Körperbeherrschung.

Trainingsplan »Himmelsgruß mit Pezziball«

1. Woche: zwei Durchgänge mit je sechs Wiederholungen der Stufe 1
2. Woche: zwei Durchgänge mit je zehn Wiederholungen der Stufe 1
3. Woche: zwei Durchgänge mit je vier Wiederholungen (pro Bein) der Stufe 2
4. Woche: zwei Durchgänge mit je acht Wiederholungen (pro Bein) der Stufe 2

Hinweis: Bei allen Übungen, bei denen Sie auf dem Rücken am Boden liegen, können Sie ein zusammengefaltetes Handtuch, ein Kissen oder ein Ballonkissen (Sanitätsfachhandel) unter das Gesäß legen, wenn Ihnen das angenehmer ist.

Gold 6: Himmelsbrücke mit Pezziball

Stellen Sie sich mit geradem Rücken an eine Wand, der Pezziball befindet sich zwischen Ihrem unteren Rücken und der Wand. Der Abstand zwischen Ihren Fersen und der Wand sollte in etwa dem Ballumfang entsprechen.

8 Stufe 1: Drücken Sie mit Ihrem Rücken gegen den Ball und führen Sie Ihr Gesäß langsam, als ob Sie sich hinsetzen wollten, nach hinten unten. Dabei beugen Sie die Knie bis maximal 90° an. Halten Sie diese Position fünf Sekunden, danach richten Sie sich wieder auf. Achten Sie darauf, dass sich Ihre Knie nicht über die Fußspitzen hinweg bewegen. Halten Sie Ihren Rücken gerade. Je stärker Sie den Pezziball mit dem Rücken gegen die Wand drücken, desto anspruchsvoller wird die Übung.

9 Stufe 2: Führen Sie die Übung wie oben beschrieben durch, verweilen Sie jedoch bei 90°, verlagern Sie Ihr Körpergewicht sachte auf eine Seite und heben Sie den Fuß der anderen Seite (mit gebeugtem Knie) leicht an. Halten Sie diese Position für fünf Sekunden. Versuchen Sie die Anspannung Richtung Pezziball mit geradem Rücken beizubehalten.

➔ Dann wechseln Sie das Bein.

Trainingsplan »Himmelsbrücke mit Pezziball«

1. Woche: zwei Durchgänge mit je acht Wiederholungen der Stufe 1
2. Woche: zwei Durchgänge mit je zwölf Wiederholungen der Stufe 1
3. Woche: drei Durchgänge mit je drei Wiederholungen pro Seite der Stufe 2
4. Woche: vier Durchgänge mit je drei Wiederholungen pro Seite der Stufe 2

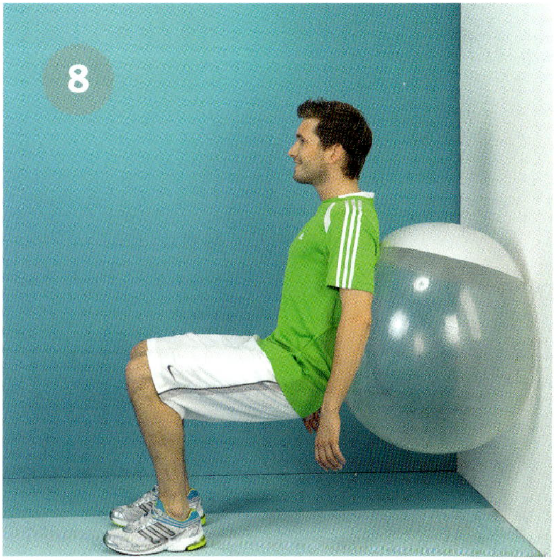

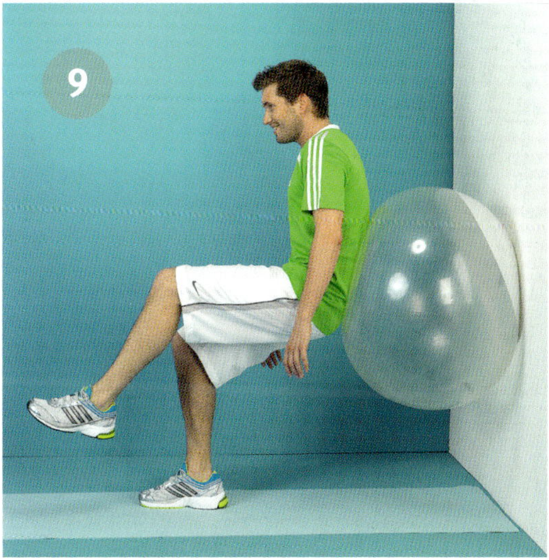

KURZPROGRAMME FÜR ZWISCHENDURCH

Es ergeben sich im alltäglichen Leben vielfältige Möglichkeiten, seine Kniegelenke zu trainieren. Das gilt nicht nur für zu Hause, sondern auch für den Arbeitsplatz oder wenn Sie unterwegs sind. Wenige Minuten am Tag reichen schon aus, um wirkungsvolle Trainingseffekte zu erzielen.

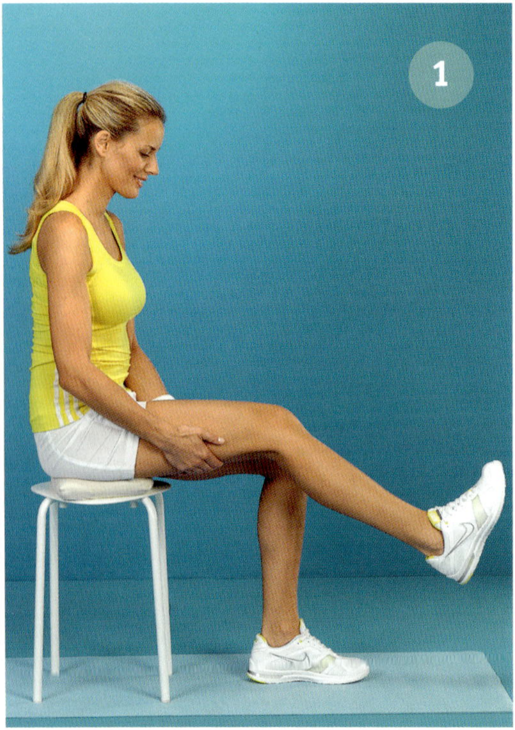

Das Büro-Programm

Die Übungen können Sie überall durchführen, wo Sie einen Stuhl/Hocker und einen Türrahmen (oder eine feststehende Stange) haben. Wenn nichts anderes angegeben ist, wiederholen Sie jede Übung dreimal.

1 Kniependel

Diese Übung trainiert die Muskulatur, die die Kniescheiben umgreift. In besonderer Weise werden Sehnen und Bänder gelockert.

→ Sie sitzen so auf einem Stuhl oder Hocker, dass das Kniegelenk frei schwingen kann. Bewegen Sie den Unterschenkel locker vor und zurück (lockeres Pendel). Bei Bedarf heben Sie den Oberschenkel leicht an, indem Sie Ihre Hände unterlegen. Wichtig ist, das Kniegelenk ohne Muskelkraftaufwand schwingen zu lassen. Dadurch wird die Geschmeidigkeit der passiven Gleitstrukturen verbessert.

→ Wechseln Sie dann die Seite.

Übungsdauer: mindestens 15 Sekunden pro Seite

Hinweis: Alle Übungen in diesem Buch wurden nach osteopathischen Gesichtspunkten entwickelt. Die Osteopathie betont die Wichtigkeit des Bindegewebes. Denn darüber sind alle Teile unseres Körpers miteinander vernetzt. Die Heilung des Kniegelenks gelingt nur über die ganzheitliche Aktivierung der bindegewebigen und muskulären Strukturen.

❷ Kraftstand

Dies ist ein sehr gutes Training für Ihre Oberschenkelmuskulatur. Je tiefer Sie in die Hocke gehen, umso schwieriger wird es.

➔ Stellen Sie sich an einen Türrahmen und umgreifen Sie ihn fest mit beiden Händen.

➔ Dann gleiten Sie langsam in die Hocke, soweit es Ihnen möglich ist, maximal bis 90°.

Übungsdauer: Halten Sie diese Position für mindestens fünf Sekunden. Danach gehen Sie wieder in die Ausgangsposition zurück.

Alternative: Sie erhöhen den Schwierigkeitsgrad, wenn Sie nach den fünf Sekunden, in denen Sie die Position gehalten haben, noch über mehrere Sekunden nachwippen.

❸ Kniestreckübung

Mit dieser Übung stärken Sie den Quadrizeps (Kniegelenkstrecker).

➔ Schieben Sie Ihren Stuhl gegebenenfalls nach hinten, um Ihr Bein ungehindert ausstrecken zu können. Sie sitzen mit aufrechtem Rücken auf dem Stuhl, der Oberschenkel liegt fest auf und wird nicht angehoben. Die Arme liegen auf der Armlehne des Stuhls oder auf dem Oberschenkel des zu streckenden Beins.

➔ Ziehen Sie nun die Fußspitze des zu trainierenden Beins Richtung Nase und strecken Sie das Kniegelenk. Versuchen Sie, die Muskulatur so kräftig wie möglich anzuspannen.

➔ Das andere Bein steht währenddessen im Kniegelenk rechtwinklig gebeugt am Boden.

Übungsdauer: Halten Sie diese Position mindestens fünf Sekunden pro Seite, dann üben Sie mit dem anderen Bein.

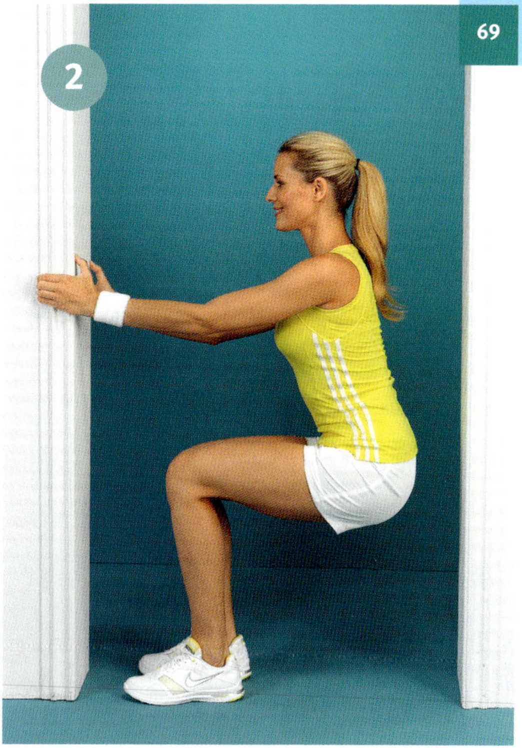

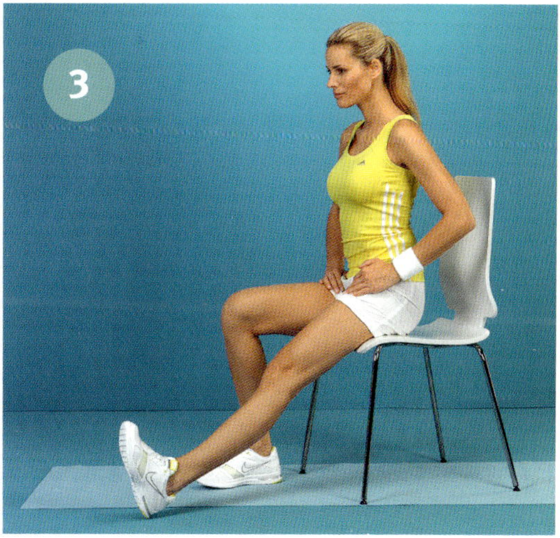

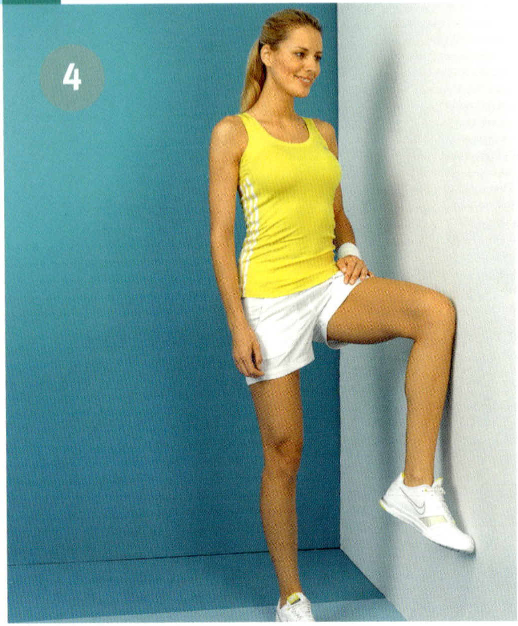

❹ Kraftkoordinationsstand

Die Gesäßmuskulatur ist besonders wichtig, um die Bein- und Kniegelenksachse stabil halten zu können. Mit dieser Übung lässt sich diese Muskulatur sehr gut trainieren.

→ Stellen Sie sich im Abstand einer Fußbreite mit Ihrer Schmalseite an eine Wand. Beugen Sie das wandnahe Bein in Hüfte und Knie rechtwinklig ab.

→ Dann drücken Sie das Kniegelenk gegen die Wand (der Fuß sollte keinen Kontakt mit der Wand haben). Der Körper darf nicht bewegt und nicht an der Wand abgestützt werden. Er muss in seiner Achse verharren.

→ Das Standbein verrichtet eine hohe Stabilisierungsarbeit. Dann wechseln Sie das Bein.

Übungsdauer: Versuchen Sie, diese Position mindestens fünf Sekunden pro Seite einzunehmen.

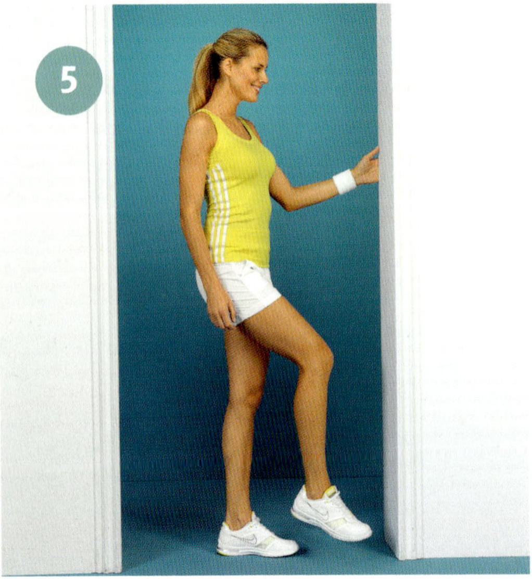

❺ Einbein-Balance

Stellen Sie sich in die Mitte eines Türrahmens mit Blick in Richtung Türstock. Wenn Sie den Arm ausstrecken, sollte eine Hand den Türstock berühren können.

→ Stellen Sie sich auf das linke Bein, das etwa 20° gebeugt ist. Das andere Bein winkeln Sie leicht ab, es trägt kein Gewicht.

→ Dann drücken Sie mit der linken Hand ca. drei Sekunden lang kraftvoll gegen den Türrahmen, sodass das linke Standbein Ihr Gleichgewicht ausbalancieren muss.

→ Anschließend wechseln Sie auf das rechte Bein als Standbein und drücken mit dem rechten Arm gegen den Türrahmen.

Übungsdauer: Wiederholen Sie die Übung mindestens fünfmal pro Seite.

❻ Kreuz-Koordination

Stellen Sie sich wie bei der Übung »Einbein-Balance« wiederum in die Mitte eines Türrahmens mit Blick in Richtung Türstock.

➔ Jetzt winkeln Sie ein Bein bis auf ca. 90° an, das Kniegelenk sollte dabei den Türstock leicht seitlich berühren.

➔ Drücken Sie dann über einen Zeitraum von ca. drei Sekunden Ihr Kniegelenk nach innen gegen den Türstock.

➔ Mit der Hand der anderen Seite können Sie leicht, ohne große Kraftanstrengung, dagegenhalten, um das Gleichgewicht zu wahren. Die Kraft sollte vornehmlich aus dem Kniegelenk kommen, dadurch wird es gestärkt.

➔ Dann wechseln Sie die Seite.

Übungsdauer: Wiederholen Sie die Übung mindestens fünfmal pro Seite.

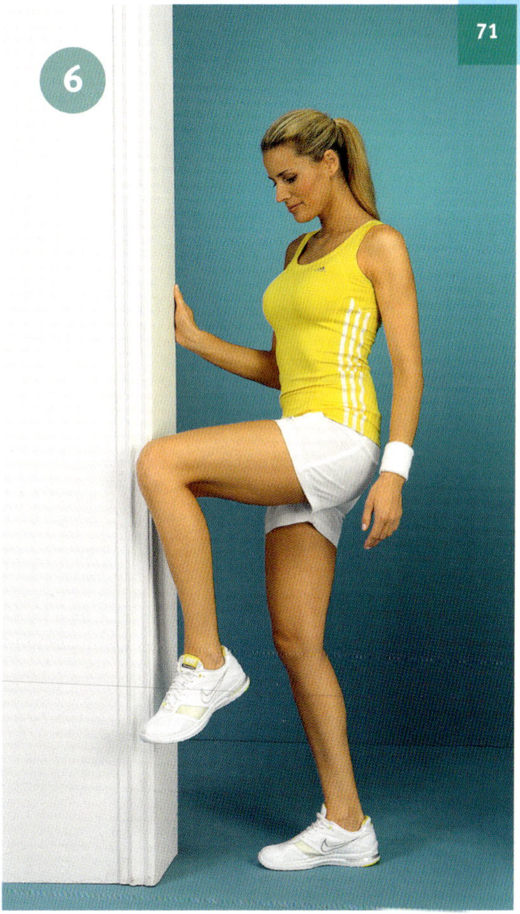

❼ Papierschieber

Dies ist eine sehr gute Übung, um die Koordination des Kniegelenks sowohl des Stand- als auch des Spielbeins zu verbessern.

➔ Legen Sie ein Blatt Papier auf den Boden und stellen Sie sich daneben.

➔ Nun platzieren Sie das Spielbein so auf dem Papier, dass Sie das Blatt locker nach vorn und hinten, nach rechts und links verschieben können.

Übungsdauer: Führen Sie die Übung ca. zehn Sekunden lang aus, dann wechseln Sie die Seite.

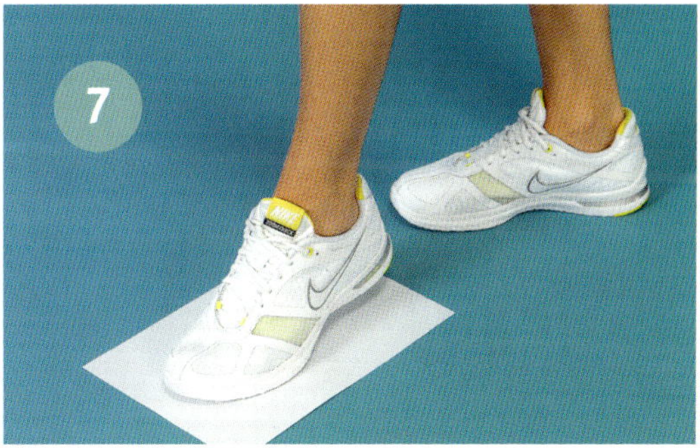

Hinweis: Wenn in den Übungen von Standbein die Rede ist, dann ist damit das Bein gemeint, auf dem Sie stehen. Mit dem Spielbein führen Sie die Übung aus.

Das Bus-und-Bahn-Programm

Für diese Übungen ist nur eine Sitzgelegenheit nötig. Deshalb eignen sie sich auch hervorragend, wenn Sie gerade einmal im Bus, in der U-Bahn oder im Zug unterwegs sind, um Ihre Muskeln zu kräftigen und die Kniegelenke zu trainieren.

❶ Crosstraining Beugung

Sie sitzen mit geradem Rücken auf einem Stuhl oder Hocker.

→ Legen Sie eine Hand auf das gegenüberliegende Bein, also zum Beispiel die linke Hand auf das rechte Bein. Dann legen Sie die rechte Hand auf die linke Hand.

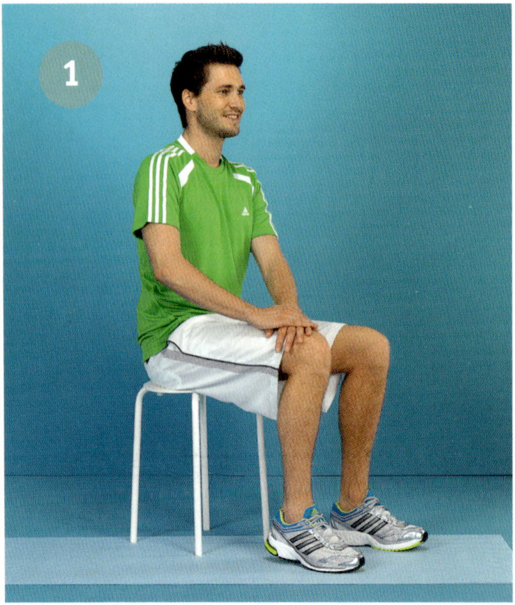

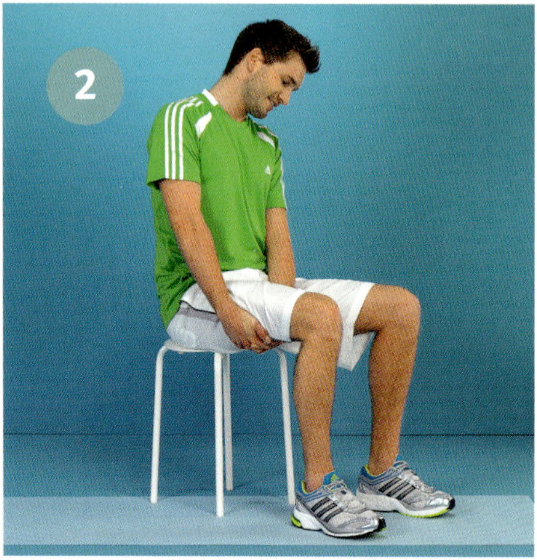

→ Nun spannen Sie die Oberschenkelmuskulatur an und drücken den Oberschenkel gegen den festen Widerstand beider Hände nach oben.

→ Halten Sie die Muskelspannung für fünf Sekunden aufrecht.

Übungsdauer: Wiederholen Sie die Übung fünfmal, dann wechseln Sie die Seite.

❷ Strecktraining Oberschenkel

Sie sitzen auf einem Stuhl oder Hocker, beide Beine sind 90° angewinkelt, die Füße stehen knapp hüftbreit auseinander und parallel nebeneinander.

→ Nun legen Sie beide Hände überkreuz knienah unter einen Oberschenkel und drücken diesen nach unten in die Oberschenkelstreckung.

→ Halten Sie die Muskelspannung für fünf Sekunden aufrecht. Bleiben Sie dabei im Rücken gerade.

Übungsdauer: Wiederholen Sie die Übung fünfmal. Dann wechseln Sie die Seite.

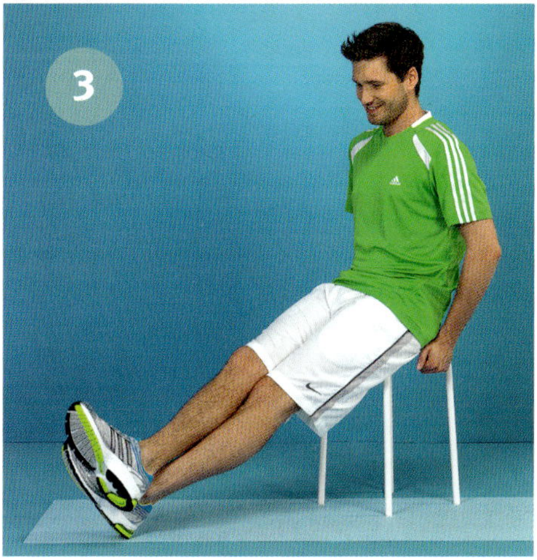

❸ Überkreuzen der Beine

Sie sitzen auf einem Stuhl oder Hocker.

➔ Überkreuzen Sie die lang ausgestreckten Beine im Knöchelbereich.

➔ Mit dem unteren Bein drücken Sie nun fünf Sekunden lang gegen das obere Bein, das einen Widerstand bietet.

Übungsdauer: Wiederholen Sie die Übung fünfmal. Dann wechseln Sie die Seite.

❹ Kraftkreuz Abduktoren

Mit dieser Übung werden die Abduktoren, das sind die Muskeln, die den Oberschenkel nach außen führen, trainiert.

➔ Sie sitzen auf einem Stuhl oder Hocker, die Beine sind im Knie gebeugt.

➔ Nun legen Sie beide Hände an die Außenseite des linken Oberschenkels und drücken den Oberschenkel nach außen gegen den Widerstand der Hand.

➔ Halten Sie die Spannung fünf Sekunden.

Übungsdauer: Wiederholen Sie die Übung fünfmal. Dann wechseln Sie die Seite.

❺ Kraftkreuz Adduktoren

Mit dieser Übung werden die Adduktoren, das sind die Muskeln, die den Oberschenkel anziehen, trainiert. Sie befinden sich an der Innenseite des Oberschenkels. Ein Teil davon, der schlanke Muskel, ist auch an der Beugung und Innendrehung des Kniegelenks beteiligt.

➔ Sie sitzen auf einem Stuhl oder Hocker, die Beine sind im Knie 90° gebeugt.

➔ Legen Sie die rechte Hand an die Innenseite des linken Oberschenkels und drücken Sie ihn gegen den Widerstand der Hand nach innen, bis Sie eine Spannung spüren.

➔ Halten Sie die Spannung fünf Sekunden.

Übungsdauer: Wiederholen Sie die Übung fünfmal. Dann wechseln Sie die Seite.

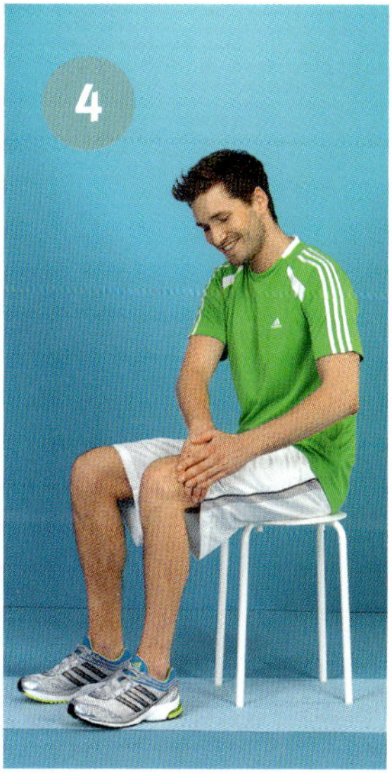

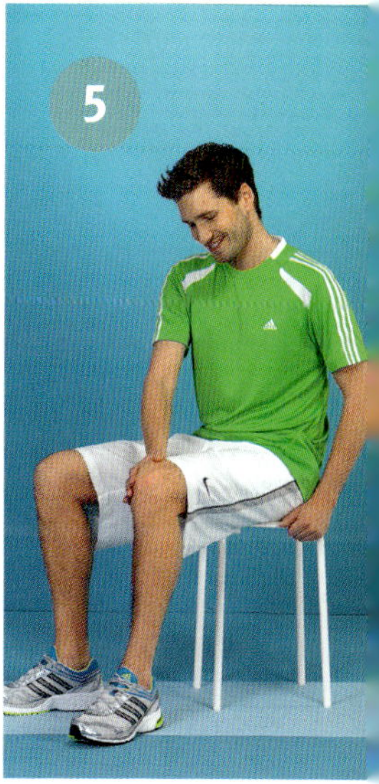

Das Warteschlangen-Programm

Immer wenn Sie warten müssen, ob in einer Warteschlange beim Einkaufen, in einer Behörde oder in der U-Bahn-Station, können Sie diese Übungen effektiv im Stehen ausführen. Ganz nebenbei vergeht die Zeit wie im Flug. Alle Übungen sind hervorragend geeignet, um Koordination, Geschmeidigkeit und dynamische Kraft der Kniegelenksmuskulatur zu trainieren.

❶ Feste Eiche

Sie stehen fest auf einem Bein, das Standbein ist ganz leicht gebeugt. Die Arme hängen locker herab. Achten Sie auf eine gleichmäßige Belastung aller drei Auflagepunkte des Fußes – Ferse, Groß- und Kleinzehenballen.

➔ Heben Sie dann Ihr nicht belastetes Spielbein so weit an, dass Sie keinen Bodenkontakt mehr haben.

➔ Mit dem Standbein stehen Sie unbeweglich wie eine »feste Eiche«.

Übungsdauer: Halten Sie diese Position für ca. fünf Sekunden. Dann wechseln Sie die Seite.

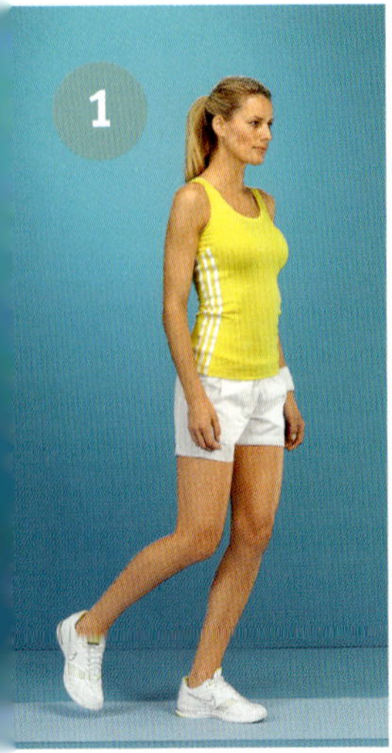

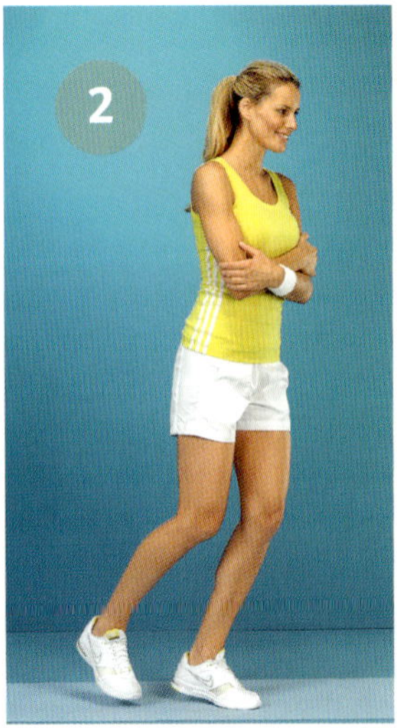

Grashalm im Wind

Sie stehen fest auf einem Bein, das Standbein ist ganz leicht gebeugt. Die Arme hängen locker herab. Achten Sie auf eine gleichmäßige Belastung aller drei Auflagepunkte des Fußes – Ferse, Groß- und Kleinzehenballen.

➔ Heben Sie das Spielbein leicht an.

➔ Dann wippen Sie auf dem Standbein nach vorn und hinten, belasten also abwechselnd Ferse und Zehenballen.

Übungsdauer: Wippen Sie je Seite zehn Sekunden und machen Sie zwei Durchgänge je Seite.

❷ Alternative: Durch Verschränken der Arme vor der Brust erhöhen Sie den Schwierigkeitsgrad der Übung.

❸ Gen Himmel wachsen

Sie stehen fest auf dem Boden, die Füße stehen etwa schulterbreit auseinander.

➔ Stellen Sie sich nun auf die Zehenspitzen und wippen Sie auf und nieder, ohne den Boden mit den Fersen zu berühren.

Übungsdauer: Wippen Sie je Durchgang zehn Sekunden und machen Sie mindestens drei Durchgänge.

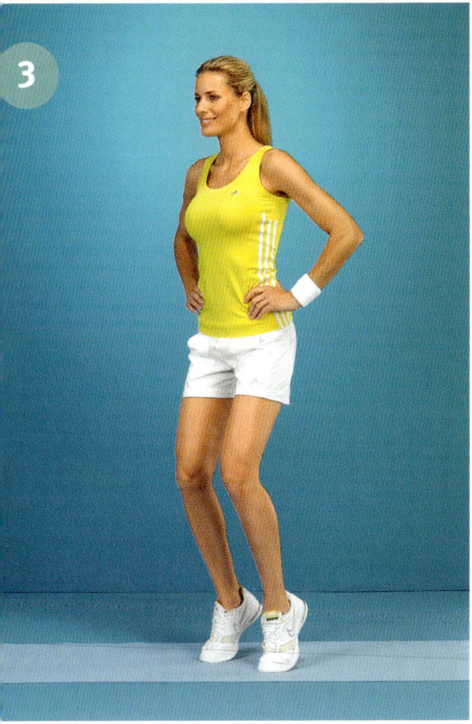

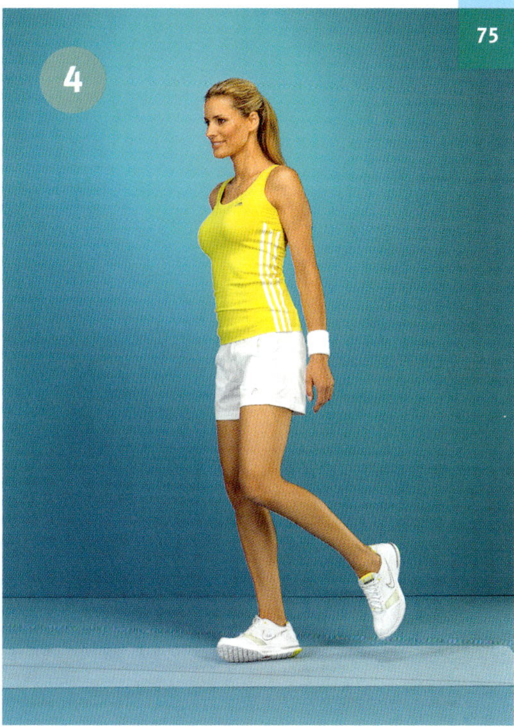

❹ Wellen im Wind

Sie stehen auf einem Bein, das Sie leicht beugen, den Fuß belasten Sie zunächst gleichmäßig in den drei Auflagepunkten Ferse, Groß- und Kleinzehenballen.

➔ Heben Sie nun Ihr nicht belastetes Spielbein so weit an, dass Sie keinen Bodenkontakt mehr haben.

➔ Dann verlagern Sie Ihren Schwerpunkt wie in einer Wellenform von der Ferse zum Großzehenballen, dann zum Kleinzehenballen.

➔ Beginnen Sie anschließend wieder von vorn und üben Sie so lange, bis Sie die Bewegung durchgängig in mehreren harmonischen Kreisbewegungen durchführen können.

➔ Beherrschen Sie diese Kreisbewegung gut, können Sie die Übung deutlich erschweren, indem Sie die drei Auflagepunkte wie zufällig einnehmen. Stellen Sie sich vor, der wechselnde Wind treibt Sie wie eine Welle zu einem der drei Punkte.

Wichtig: Halten Sie immer mit dem ganzen Fuß Kontakt zum Boden. Sie verändern zwar den Schwerpunkt und dadurch den Druck auf die drei Auflagepunkte, heben den Fuß aber nicht vom Boden ab.

Übungsdauer: Kreisen Sie je Durchgang zehn Sekunden und machen Sie mindestens zwei Durchgänge. Dann wechseln Sie die Seite.

5 Biegsamer Stamm

Sie stehen aufrecht auf dem Boden, die Füße stehen schulterbreit auseinander, die Kniegelenke sind ganz leicht gebeugt.

→ Gehen Sie nun mit beiden Beinen 10° bis maximal 20° stärker in die Kniegelenksbeugung, dann wieder in die Streckung.

→ Wippen Sie zwischen Streckung und Beugung langsam und ruhig hin und her, Ihr Oberkörper ist dabei wie ein beweglicher Stamm.

Alternative: Gut Trainierte können die Übung auch auf einem Bein ausführen.

Übungsdauer: Wippen Sie je Durchgang ca. zehn Sekunden und machen Sie mindestens drei Durchgänge.

Wippender Stein

Sie stehen aufrecht auf dem Boden, die Füße stehen schulterbreit auseinander, die Kniegelenke sind ganz leicht gebeugt.

→ Schwingen Sie nun jeweils von den Fußinnenkanten auf die Fußaußenkanten (Phase 1, 6) und wieder zurück (Phase 2, 7). Ihr Oberkörper bleibt dabei ganz ruhig, die Kniegelenke werden durch die Fußbewegungen nach außen bzw. innen mitgenommen und üben eine leicht bremsende Kraft aus.

Alternative: Gut Trainierte können auch auf einem Balance-Pad üben.

Übungsdauer: Schwingen Sie je Durchgang zehn Sekunden und machen Sie mindestens drei Durchgänge.

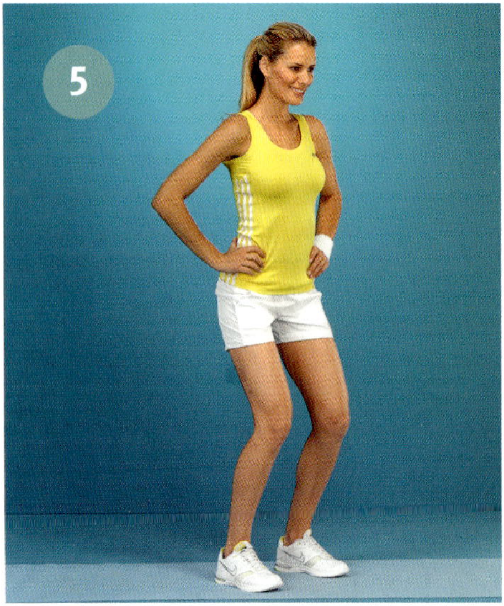

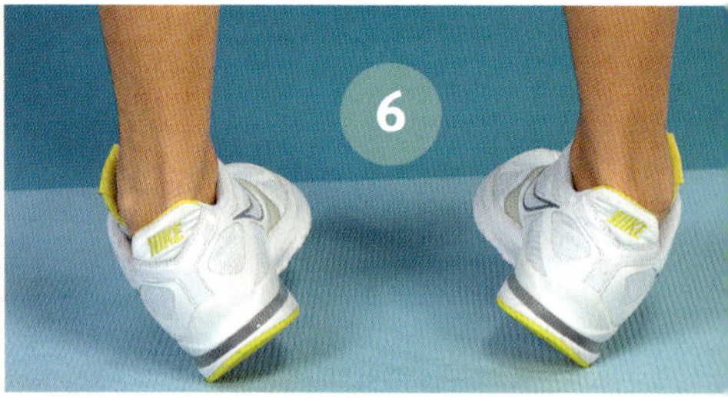

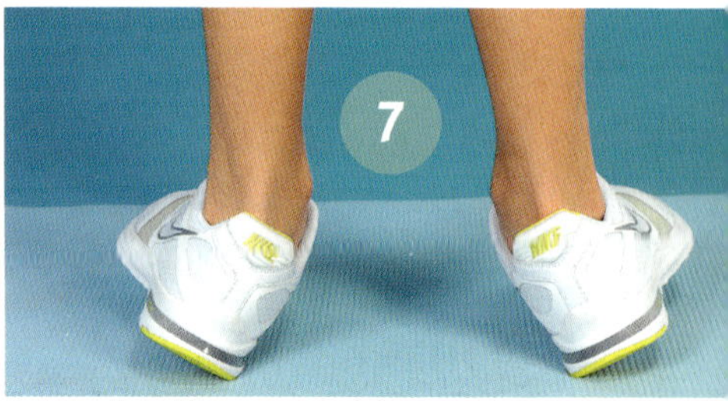

Kleines Energie-Programm

Über das Kniegelenk verläuft außen der Magen-, innen der Milzmeridian. Meridiane sind Bahnen im Körper, in denen die Lebensenergie fließt. Störungen in diesen Bahnen äußern sich in Verspannungen der Schulter-Nacken-Region und in Verdauungsstörungen, außerdem häufig in Kniegelenksbeschwerden.
Üben Sie bei Bedarf alle zwei Tage.

❶ Milz-Magen-Energieschöpfung

Sie stehen aufrecht auf dem Boden, die Füße stehen mehr als schulterbreit auseinander, die Fußspitzen weisen stärker nach außen.

→ Gehen Sie mit geradem Rücken und leicht nach außen zeigenden Kniegelenken in die Hocke, als ob Sie eine kleine Wanne anheben wollten.

→ Durch die Art der Hockbewegung auf der Abbildung 1 werden der Milz- und der Magen-Meridian angesprochen.

→ Führen Sie mit den Händen eine schöpfende Bewegung aus und richten Sie sich langsam wieder auf.

Spüren Sie, wie die Energie mit den Händen aufgefangen und durch die Kniegelenke geleitet wird.

❷ Milz-Magen-Stärkung

Knien Sie sich auf den Boden und setzen Sie sich, soweit es Ihnen möglich ist, auf die Fersen. Gegebenenfalls polstern Sie die Knie durch ein Kissen.

→ Dann stützen Sie sich mit den Händen nach hinten ab und verlagern den Rumpf zunehmend nach hinten.

→ Sie werden eine deutliche Dehnung im Bereich der Oberschenkel spüren.

Stellen Sie sich vor Ihrem inneren Auge vor, wie sich die Energieblockaden im Milz- und Magenmeridian lösen.

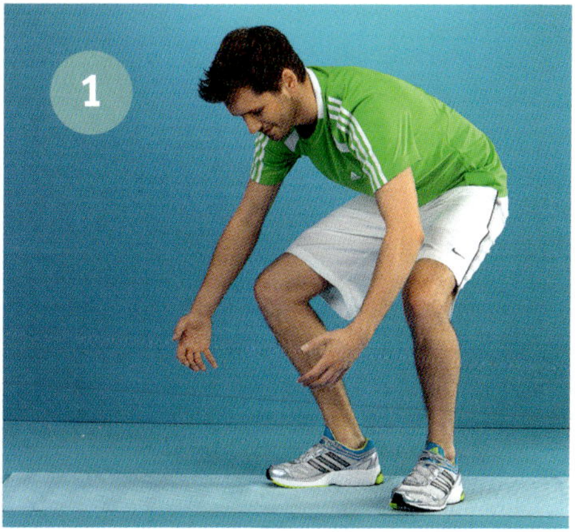

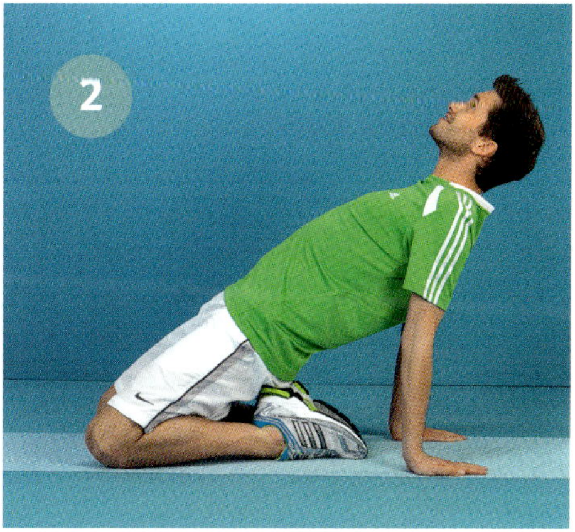

GESUCHT – GEFUNDEN

Buchtipps

Dinubile, N./Scali, B.: *Framework for the knee: A 6 Step Plan for Preventing Injury and Ending Pain.* Rodale 9/2010

Froböse, Prof. Dr. I.: *GU Ratgeber Gesundheit Das neue Rückentraining.* GRÄFE UND UNZER VERLAG, München

Froböse, Prof. Dr. I.: *GU Spezial Das neue Rücken-Akut-Training.* GRÄFE UND UNZER VERLAG, München

Grifka, J./Dullien, S.: *Knie und Sport: Empfehlung von Sportarten aus orthopädischer und sportwissenschaftlicher Sicht.* Deutscher Ärzte Verlag GmbH, Köln

Grillparzer, M.: *GU Spezial Körperwissen.* GRÄFE UND UNZER VERLAG, München

Puzjari, A./Schatz Alton, N.: *The healthy knee book: A Guide to Whole Healing for Outdoor Enthusiasts and Other Active People.* Verlag Mountaineers book

Rüdiger, M.: *GU Feel good Bauch, Beine, Po.* GRÄFE UND UNZER VERLAG, München

Schabus, R./Bosina, E./Schulz, J.: *Das Knie. Der Ratgeber für das verletzte Knie: Diagnostik – Therapie – Rehabilitation bei Verletzungen des Kniegelenks.* Meyer & Meyer Fachverlag, Aachen

Shimizu, T./Tachikava, N./de Toia, M.: *Das Aquanudel-Workout-Buch.* Meyer & Meyer Fachverlag, Aachen

Tempelhof, Dr. med. S.: *GU Ratgeber Gesundheit Osteopathie.* GRÄFE UND UNZER VERLAG, München

Winkler, N.: *GU Lust zum Üben Bauch, Beine, Po intensiv mit Core-Training.* GRÄFE UND UNZER VERLAG, München

Winkler, N.: *GU Ratgeber Gesundheit Bauch, Beine, Po intensiv.* GRÄFE UND UNZER VERLAG, München

Hilfreiche Adressen

Centrum für Komplementärmedizin (CfK)

› CfK München
Lortzingstraße 26
81241 München
www.cfk-muenchen.de
Medizinische Angebote: Orthopädie, Osteopathie, Pädiatrie, Schmerztherapie, Kinder-Osteopathie

› CfK Königsbrunn
Messerschmittring 18
86343 Königsbrunn
Medizinische Angebote: Orthopädie, Osteopathie, Kinder-Osteopathie, Schmerztherapie

› CfK Oberstdorf
Hauptstraße 1
87561 Oberstdorf
Medizinische Angebote: Atlastherapie nach ARLEN für Erwachsene und Kinder

Deutsch-Amerikanische Akademie für Osteopathie e.V. (DAAO)
Riedstraße 5
88316 Isny-Neutrauchburg
www.daao.info
Die Akademie bietet Kurse in osteopathischer Medizin für Ärzte in Deutschland an.

Internetadresse zum Thema »Marathon schadet dem Knie nicht« von Seite 15:
www.suite101.de/content/marathon-schadet-dem-knie-nicht-a58273

Sachregister

Über die Autoren

Dr. med. Siegbert Tempelhof und *Dr. med. Marcus Gnad* sind Fachärzte für Orthopädie und vertreten die ganzheitliche Orthopädie mit osteopathischen/manualmedizinischen, naturheilkundlichen und reflextherapeutischen Ansätzen. Sie arbeiten in leitender Position im Centrum für Komplementärmedizin (CfK) in München sowie an den Standorten Königsbrunn b. Augsburg und Oberstdorf.
Daniel Weiss ist Physiotherapeut und Heilpraktiker in eigener Praxis in Königsbrunn bei Augsburg und München mit den Schwerpunkten Manuelle Therapie, Osteopathie und Sporttherapie.

Wichtiger Hinweis

Die Erkenntnisse und Übungsvorschläge des vorliegenden Buches bilden den gegenwärtigen medizinischen Wissensstand ab und haben sich in der Praxis bewährt. Medizinische Erkenntnisse sind einem ständigen Wandel unterworfen. Alle Leserinnen und Leser sind deshalb aufgefordert, in eigener Verantwortung zu entscheiden, ob und inwieweit sie die Anregungen aus diesem Buch umsetzen wollen. Autoren und Verlag übernehmen keine Haftung für eventuelle Nachteile oder Schäden, die aus den im Buch gegebenen praktischen Hinweisen resultieren.

Umwelthinweis:
Dieses Buch ist auf PEFC-zertifiziertem Papier aus nachhaltiger Waldwirtschaft gedruckt.

Impressum

Projektleitung: Barbara Fellenberg
Lektorat: Angelika Lang
Satz: Christopher Hammond
Layout- und Umschlaggestaltung: independent Medien-Design, Horst Moser, München
Herstellung: Susanne Mühldorfer
Lithos: Longo AG, Bozen
Druck/Bindung: Kaufmann, Lahr

Bildnachweis: Fotoproduktion, U4: Tom Roch, München
Weitere Bilder: Medicalpicture S. 9, GU/Johannes Rodach: Cover; Illustrationen: Luitgard Kellner S. 34

Syndication: www.jalag-syndication.de

ISBN 978-3-8338-2175-2

1. Auflage 2011

GRÄFE UND UNZER

Ein Unternehmen der
GANSKE VERLAGSGRUPPE

DAS ORIGINAL MIT GARANTIE GU

Unsere Garantie

Alle Informationen in diesem Ratgeber sind sorgfältig und gewissenhaft geprüft. Sollte dennoch einmal ein Fehler enthalten sein, schicken Sie uns das Buch mit dem entsprechenden Hinweis an unseren Leserservice zurück. Wir tauschen Ihnen den GU-Ratgeber gegen einen anderen zum gleichen oder ähnlichen Thema um.

Liebe Leserin und lieber Leser,

wir freuen uns, dass Sie sich für ein GU-Buch entschieden haben. Mit Ihrem Kauf setzen Sie auf die Qualität, Kompetenz und Aktualität unserer Ratgeber. Dafür sagen wir Danke! Wir wollen als führender Ratgeberverlag noch besser werden. Daher ist uns Ihre Meinung wichtig. Bitte senden Sie uns Ihre Anregungen, Ihre Kritik oder Ihr Lob zu unseren Büchern. Haben Sie Fragen oder benötigen Sie weiteren Rat zum Thema? Wir freuen uns auf Ihre Nachricht!

Wir sind für Sie da!
Montag – Donnerstag: 8.00 – 18.00 Uhr;
Freitag: 8.00 – 16.00 Uhr
Tel.: 0180-5 00 50 54*
Fax: 0180-5 01 20 54*
E-Mail: leserservice@graefe-und-unzer.de
*(0,14 €/Min. aus dem dt. Festnetz/ Mobilfunkpreise maximal 0,42 €/Min.)

P.S.: Wollen Sie noch mehr Aktuelles von GU wissen, dann abonnieren Sie doch unseren kostenlosen GU-Online-Newsletter und/oder unsere kostenlosen Kundenmagazine.

GRÄFE UND UNZER VERLAG
Leserservice
Postfach 86 03 13
81630 München